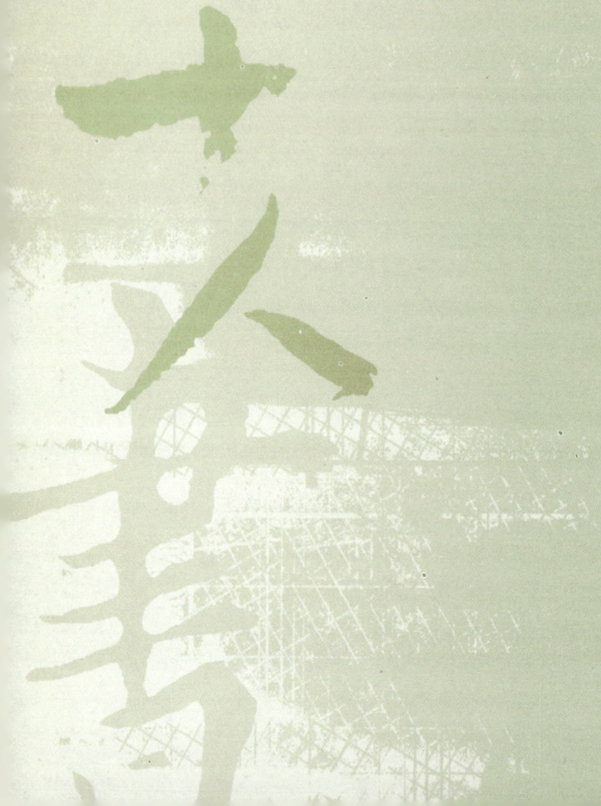

伤寒论讲义

包识生 著
杨鹏举 杨艳红 点校

近代名医伤寒论著十人书

學苑出版社

图书在版编目(CIP)数据

伤寒论讲义/包识生著；杨鹏举，杨艳红点校. —北京：学苑出版社，2011.10(2014.7重印)
ISBN 978-7-5077-3847-6

Ⅰ.①伤… Ⅱ.①包…②杨…③杨… Ⅲ.①伤寒论-研究 Ⅳ.①R222.29

中国版本图书馆CIP数据核字(2011)第172619号

责任编辑：陈　辉　付国英
出版发行：学苑出版社
社　　址：北京市丰台区南方庄2号院1号楼
邮政编码：100079
网　　址：www.book001.com
电子信箱：xueyuan@public.bta.net.cn
销售电话：010-67675512、67678944、67601101(邮购)
经　　销：新华书店
印 刷 厂：北京市广内印刷厂
开本尺寸：890×1240　1/32
印　　张：10.75
字　　数：165千字
印　　数：3001—5000册
版　　次：2011年9月第1版
印　　次：2014年7月第2次印刷
定　　价：24.00元

序

东汉张仲景所著的《伤寒杂病论》一书，现已被公认为是中国古代医学史上第一部理、法、方、药俱备的经典之作。其实，《伤寒杂病论》在唐代以前的辗转传抄过程中，其书名、卷数、内容及分合虽屡有变化，但未见有人对其进行深入研究，唐代也只有孙思邈在晚年以“方证同条、比类相附”的形式将其录入《千金翼方》中。可以说，这时的《伤寒杂病论》尚只被视为是方书之一种，其理论体系并未受到医家的广泛重视。迨至宋代，校正医书所“先校定张仲景《伤寒论》”，又校定了与《伤寒论》“同体而别名”的《金匮玉函经》。这是宋代所行张仲景著作的两种传本，但其内容均是只论伤寒，不及杂病。后有翰林学士王洙在馆阁蠹简中发现《金匮玉函要略方》三卷，上卷辨伤寒、中卷论杂病、下卷载方并疗妇人。校正医书所删去论伤寒的部分，并将方剂附于各种杂病之后，成为现今所见的《金匮要略》一书。故流传至今的张仲景《伤寒杂病论》实际上分为两种：一是专论伤寒的《伤寒论》，二是广涉杂病的《金匮要略》。其中的《伤寒论》部分，经成无已逐条注释后，逐渐上升成为“经”。其中的方剂，作为“经典方”而称“经方”，取代了自《汉书·艺文志》以来含义为“经验方”的“经方”概念，张仲景本人也一跃被尊为万世景仰的“医圣”。

纵观《伤寒论》的研究史，一般公认有三次研究高潮。一是宋金时期，对《伤寒论》的研究逐渐勃兴，形成了《伤寒论》研究史上的第一次高潮。据曹炳章《历代伤寒书目考》统计，这一时期从事《伤寒论》研究者达77家，但流传下来的只有韩祇和《伤寒微旨论》、庞安时《伤寒总病论》、杨士瀛《伤寒类书活人总括》、朱肱《南阳活人书》、许叔微《伤寒百证歌》、《伤寒发微论》和《伤寒九十论》、汤尹才《伤寒解惑论》、郭雍《伤寒补亡论》、钱闻礼《伤寒百问歌》、李子建《伤寒十劝》等20余种。而金地聊摄的成无已，以《素问》、《难经》为依据，著《注解伤寒论》，大行于世，成为全文注释《伤寒论》的第一家。二是明清时期，围绕着《伤寒论》的编次注释、研究方法、六经本质等问题，诸家争鸣，相互问难，分别采用错简重订、维护旧论、以方类证、以法类证等研究方法，促进了《伤寒论》理论与实践的大发展，《伤寒论》不再被认为仅是治疗伤寒病的专书，而是看作治疗百病的基础与轨范，突出强调了《伤寒论》在临床上的普遍指导意义，并蔚成《伤寒论》研究史上的第二次高潮。这一时期的《伤寒论》研究著作达160余种，较具影响的有方有执《伤寒论条辨》、喻昌《尚论篇》、张志聪《伤寒论集注》、柯琴《伤寒来苏集》、尤怡《伤寒贯珠集》、徐大椿《伤寒论类方》、钱潢《伤寒溯源集》、沈金鳌《伤寒论纲目》等。三是上个世纪的前五十年，特别是十九世纪二三十年代，在激烈的中西论争中，在“废止中医”之声甚嚣尘上的形势下，又出现了第三次研究高潮。这一时期的《伤寒论》研究著作达95种，已不局限于《伤寒论》原著之研究，而是将《伤寒论》视为中医学的缩影，借鉴西方医学和日本汉方医学之学说，着力论证《伤寒论》的科学性，拓展“经方”的应用，极大地推进了《伤寒论》研究水平，提高了中医临床疗效。

近代《伤寒论》研究高潮的兴起，有着特定的社会文化背景和特定的学术环境。其一，“鸦片战争”后西学东渐的日趋迅速、近代的思想解放运动对传统经学研究和思维方式的冲击、近代科学技术尤其是西方医学的大量引进，对中医学产生了难以估量的影响。尤其是从限制中医教育、不准中医教育加入学系，到余云岫“废止旧医以扫除医事卫生之障碍案”的出笼，使得中医被置于受压抑、受批判乃至消灭的境地。中医界面临着“张皇学术、存亡续绝”的重大选择。奋起抗争、求存图兴成为中医界的共同目标。《伤寒论》研究在中医学低潮中的崛起，正是《伤寒论》的临床实践性适应了中医学求存图兴的迫切需要。其二，随着中医教育由师承、家传等传统教育方式到以社会化大生产的学校教育为主模式地转变，为顺应西方教育模式要求具有统一的学制、教材、教学计划等最基本的条件，新式中医学教材的建设成为当务之急。当时的医家普遍认为，《伤寒论》是中医辨证审机论治原则的代表，理法方药严谨，疗效卓著，是持西医学术观点以评骘中医者无懈可击的。而《内经》中的若干学说，在当时科学条件下难以确证。因此，《伤寒论》这部久经实践检验、朴实无华的经典之作，遂被确定为近代中医教育中向学生传授辨证论治、处方用药的范本。其三，日本“明治维新”时，汉方医学曾被废止。上世纪初，以研究《伤寒论》为特色的古方派重新崛起，实现了汉方医学的复兴。新汉医继承了《伤寒论》的实践精神，吸取了西方医学的某些理论，形成了自己独特的风格。这一点给近代中医学界以很大启发。特别是在近代“改进中国医学，假道日本较欧美便捷”的思想指导下，这些进步的中医学者从日本翻译了一大批中西医学著作，日本学者研究《伤寒论》的许多代表作品也被译介到中国。这对近代的《伤寒论》研究及其在近代中医教育中地位的确立，产生了一定的影响。于是乎，涌现出一批著名医家和颇具特色的《伤寒论》研究著作。一些医家历经晚清和民国两个不同时代，阅历丰富，造诣深湛。他们学术主张不同，思想立场各异，但均以中医学术发展为根本追求，各张其说，独领风骚。他们当中，既有继承清代乾嘉学派传统，重视经典研究，考证、校勘、辑复、诠释、传播中医学术的理论家，也有立足临床，以卓越的临证疗效固守中医阵地的临床家，更有致力于中西学术汇通和融合，办学校、编教材，探索中医发展新路的先驱者。

学苑出版社自1990年到2010年的20年间，出版医药卫生类图书近千种，并形成了在中医历代医家典籍校勘注释、中医临床医案医话、中医方药等领域独树一帜的出版特色。在编辑出版“伤寒论注十人书”（《伤寒百问》、《注解伤寒论》、《伤寒论条辨》、《尚论篇》、《伤寒论集注》、《伤寒来苏集》、《伤寒贯珠集》、《伤寒论类方》、《伤寒溯源集》、《伤寒论纲目》）的基础上，复从近代《伤寒论》研究高潮中涌现出的众多考据精当、注释详尽、发皇古义、融会新知的著作中，通过反复论证，严格筛选，将其中流传较广、影响颇大，特别是付梓问世以来重印较少但具有较高临床使用价值和理论指导意义的名著，汇辑成“近代伤寒论注十人书”，即汪莲石《伤寒论汇注精华》、恽铁樵《伤寒论研究》、黎庇留《伤寒论崇正编》、陈伯坛《读过伤寒论》、曹颖甫《伤寒发微》、陆渊雷《伤寒今释》、朱壶山《伤寒论通注》、祝味菊《伤寒质难》、陈逊斋《伤寒论改正并注》、包识生《伤寒论讲义》，以期比较全面、系统地反映近代《伤寒论》研究的历史概貌和发展水平。

《伤寒论汇注精华》系近代经方大家汪莲石尽其数十年之精力，荟萃历代《伤寒论》注本之精华，间附己意编撰而成。书中汇集了喻嘉言、陈修园、舒诏、柯韵伯、程郊倩、魏念廷等近40家的不同观点，且不为一家之言所囿，足令阅者易于检校，启发心思，是一部有见解、切实用的研究《伤寒论》的著作。

《伤寒论研究》为近代著名医家恽铁樵研究《伤寒论》的心得之作。主要阐述了对改革中医的看法及对伤寒六经、伤寒提纲证的见解，讨论了伤寒的用药及药物研究、中西医关于病名病理的异同点及其对潜伏期、伤寒传经、治疗法等问题的认识，并结合临床医案总结了自己的临床治疗心得，颇多个人见解。

《伤寒论崇正编》系近代岭南伤寒名医黎庇留积五十年之学养，正百数十节之舛误，精心编注而成。注文采集前人之说，并加按语，言简意赅，见解独到，是学习、研究《伤寒论》较好的参考著作。

《读过伤寒论》系近代岭南名医陈伯坛采用"以经注经"的方法研究《伤寒论》的传世之作。强调阴阳理论，指出《伤寒论》实以"阴阳"二字为心法，知阴阳为眼法，治阴阳为手法。不仅全面阐释《伤寒论》之经义，且能批评自晋以来诸家注疏之得失。阐幽探奥，融会贯通，且颇多独到之见，堪称近代注释《伤寒论》之佳本。

《伤寒发微》系近代经方大家曹颖甫的代表作之一。书中注释以采张志聪、黄元御二家之说为主，兼取他家之长，并多能阐发己见而别具心得。注重理论联系实际，注释条文、分析病机、讲解方药，多博引治验，以为佐证。还善于会通《伤寒论》全书阐发经文微义，一洗浮论，见解不凡，是中医近代史上著名的《伤寒论》注本之一。

《伤寒论今释》系陆渊雷“取古书之事实，释之以科学之理解”，综合前人注疏，参考日本医家研究成果，对《伤寒论》采用较浅显的理论予以分析、归纳和诠释而成。书中引中日古今医家之言近百家，尤重柯琴、吴谦诸说，并选注精要。其中对于方剂之论述，尤为详切。各方下广引诸家之方论，并附有验案。对学者不仅有裨实用，且多可触发巧思，在近代《伤寒论》注释著作中自成一家言。

《伤寒论通注》为朱壶山“壶山医庐丛书”之一。每条条文前冠以精练文字作为标题，使学者一目了然。注文汇通中西医之义，择历代注家之精论而折中其说，解释明白，条理清楚，以注重临床、不作逐字逐句校考订正为特色，足资学习研究《伤寒论》之参考。

《伤寒质难》系陈苏生到祝味菊家中探讨学问，反复辨难，笔录当日之问答，积三年功夫，仿《内经》问答形式整理而成。此书最大的贡献是提出以八纲论杂病，以五段论伤寒的辨证方法。治疗上，强调匡扶正气之法，擅用附子等温阳之药。并根据自己的经验和学识，对温热病的病因、截断、逆转等问题，提出了质疑。

《伤寒论改正并注》为陈逊斋参考诸家之说，以多年研讨《伤寒论》之心得精心编撰而成。随文释义，正讹补脱，衷中参西，阐发经旨，每遇疑惑难解之处，予以改字，颇不乏洞赜发微之见，是近代《伤寒论》研究著作中较典型的注疏之作。

《伤寒论讲义》系包识生研究《伤寒论》的力作之一。分注、讲、义三项，以问答的形式，逐条解析原文，并融贯诸家之长，简明扼要，通俗易懂，于学者多所启迪。

从整体上看，这套丛书具有下列特点：①选书科学而精当。所收著作均为近代名医研究《伤寒论》的代表性名著，学术价值高，时代特色浓厚，当今实用指导价值高。②整理水平高，版本内容可靠。每部书均精选最佳版本，精点细校详注，不删一字一图，是最佳范本的集成。③以简体横排形式统一装帧，醒目易读，印装精美，具有较高的收藏价值。

不佞自1985年考入山东中医学院少年班以来，迄今凡25载，其间从事临床工作凡12载，2006年始因兴趣使然而混迹于中医文献界。而校注中医古籍既要倾以全力，又须假以时日，且应具备非常广博细密的知识和十分认真的态度。读书易，著书难，校书则非善读书者，不能胜其任。鄙人生也晚，智也钝，学识不深，见闻未广，承蒙学苑出版社医药编辑室主任陈辉先生之抬爱，谬承提携，忝为本丛书之主持，疏漏谬误责当自负，敬祈方家不吝匡正。

张效霞

2011年1月

前　言

包识生（1874～1936），字德逮，名一虚，闽西之上杭庐丰畲族乡丰济村包屋人（以家族姓氏为屋名的小自然村），近代著名中医。

子承父业，名医辈出

包识生出身中医世家，据《龙岩地区志》、《上杭县志》、《福建史志》等记载，其父包育华（1847～1908），字桃初，“性嗜学，精医理”而“能文不赴试，能算不经商，能医不标名”。他重视学习我国古代经典医学著作，尝谓“医必宗《神农本草》、《黄帝内经》、扁鹊《难经》、《仲景全书》，乃能见病知源，更宜参阅历代名医学说，以扩其识”。除此之外，他又重视学习历代名家学说，贯通古今，博采众家之长，尤其对汉代张仲景《伤寒论》颇有研究，其著《无妄集·活法医书》，则专为阐扬《仲景全书》，于光绪二十八年（1902）刊于潮州，线装，共5卷。在临床方面，由于他医术高超，拯救危难病人甚多，以善治奇难杂症而闻名，被当时的潮州人尊称为“神医”。

包识生聪明过人，5 岁时在其先祖包屋之“耕心堂”接受启蒙教育，经过 6 年的寒窗，已满腹经纶，12 岁时即在父亲身边学医。他白天跟在父亲身边给病人看病、抄方，晚上则研读中医经典著作《伤寒论》、《黄帝内经》、《神农本草经》等，加上父亲的指点和答疑解惑，他对张仲景所创六经辨证论治理论有了较深的认识，并通过临床实践，深得医治伤寒等病证的精髓。包识生随父在潮州、汕头期间，开设了“耕心堂”药店并行医。包识生医术超群，屡起沉疴，使很多病人起死回生，因此在潮汕地区名声鹊起。

他在潮汕行医时，每天应诊者多到百人，为贫病者施诊施药从不计较报酬得失；每有夜半敲门求诊者，无论寒暑冬夏，贫富贵贱，他都立刻赴诊。他那高尚的医风医德，乐善好施的品行，在潮汕地区妇孺皆知，有口皆碑。

捍卫中医，兴办医校

包识生医技精湛，名声远扬，所以他受当时上海地区的著名中医余伯陶之邀，于 1912 年，离开了潮汕地区的“耕心堂”而来到上海。在上海，包识生与余伯陶、颜伯卿、葛吉卿等人创立了“神州医药总会”。这是民国时期成立较早、规模最大的中医药社团，总会设在上海，会员有数千人。包识生还负责主编《神州医学报》，该刊主张中西医汇通，并衷中。此报在反对北洋军阀政府歧视中医政策的几次抗争中发挥了重要作用。

民国时期，由于中西医论争激烈，《内经》、《伤寒论》等研究已不再停留于训诂诠释，而是阐明其学术价值，旨在捍卫中医理论体系。原因是1913年1月北洋政府教育部颁布的大学规程中，没有中医药方面的规定，实际是废止中医中药，不准成立中医、中药学校之议案。目睹西方帝国主义借传教、行医，对我国进行文化侵略，以及北洋政府极力催残祖国医学的事实，是年，包识生与神州医学会会长余伯陶等领导的“神州医药总会”首先提出抗议，并与其他省市的中医药同业组织了“医药救亡请愿团”，举行中医近代史上首次抗争请援活动。到1913年10月，全国已有19个省市的医学团体响应此举，纷纷派出代表参加“医药救亡请愿团”，全国各省中医团体均组织医药救亡请愿团赴京递交呈文。请愿书由神州医药总会的李晋臣、徐相宸等人起草，包识生等人讨论修改，最后由余伯陶审定。其标题是：《恳请提倡中医中药准予另设中学（中学，系指中医学，相对西学而言）医药专门学校以重民命而顺兴情事》。这是中医近代史上的首次抗争请愿活动。经过近一年的抗争，迫使北洋政府撤销该案。这次抗争请愿活动取得了胜利，在于它为中医教育的发展争取到了相当宽松的环境，这次斗争的成功经验，也为以后的斗争积累了经验。

包识生在沪20余年，一面行医济世，一面培养造就中医人才。1918年，包氏与余伯陶还创办了“神州医药专门学校”，包氏自任教务长，自编教材，为解决学生实习场所问题后又创办了“神州医院”，由于条件完善，所以培养了很多优秀中医人才。在所培养的学生中，有一批人后来成了著名医家，如秦伯未、章次公、程门雪，其子包天白亦传其业，他们也都为发展祖国的医学事业作出了贡献。

1929年2月23日，国民党南京政府卫生部召开第一届中央卫生委员会议。本次会议由南京政府卫生部掌握实权的副部长刘瑞恒主持。刘瑞恒曾是协和医学院的院长，他本身就是要消灭中医的人。在由刘瑞恒主持的这次会议上，通过了早年留学日本、回国以后一直从事消灭中医活动的中华民国医药（西医）学会上海分会会长余云岫等人提出的“废止中医案”。消息传出，全国震动。余伯陶、包识生等人带领“神州医药总会”积极投入到反对南京政府卫生部的消灭中医药的抗争洪流之中——再次组织请愿团，并在保护中医药的斗争中再次发挥出了巨大作用。

著书立说，伤寒解疑

包识生勤于学术研究，著述颇丰，将其父和他本人所编著汇编成书，名《包氏医宗》，共三集。第一集计有：《伤寒论章节》、《伤寒论方法·附经方歌括》、《伤寒表》、《伤寒论讲义》、《伤寒方讲义》；第二集计有：《杂病论章节》、《杂病方法》、《杂病表》、《杂病论讲义》、《杂病方讲义》；第三集计有：《国医学粹经解》、《国医学脉学》、《国医学证论》、《国医学药性》。

其中《伤寒论讲义》是民国时期包识生所著力作之一，为了便于读者和学生更好地理解《伤寒论》，所以他在《伤寒论》的基础上，写成《伤寒论讲义》。

《伤寒论讲义》的学术思想特点主要体现在遵循《伤寒论》原意，并对六淫引起的疾病广而用之，如在"暑伤表里治法第一百七十"中，首先引原文："伤寒病，若吐、若下后，七八日不解，热结在里，表里俱热，时时恶风，大渴，舌上干燥，而烦欲饮水数升者，白虎加人参汤主之"。其在"义"中云"此言暑伤表里之治法也。夫风寒传变，表病、半表半里病、里病三例，已详且尽，此例复详论暑火湿燥之病，以全六淫之证治也。"

全书按六淫致病而分章，通过独特的见解，以痛斥谬误，如“燥病章第二十四·燥伤表治法第一百七十八：‘伤寒，脉浮滑，此表有热，里有寒，白虎汤主之’”。对于“伤寒，脉浮滑，此表有热，何以又曰里有寒”？其答曰“热极必厥，厥极必热，物理必然之道也”。其在“义”项中又云：“‘里有寒’三字，古今注家多以‘寒’为‘热’字之误也。其实不误也……然此燥热在表之症，其里势必为寒，此寒也，又非寒冷之寒，实热厥之寒也。……表有热则曰里有寒，里有热则曰而厥。夫厥为在外之四肢厥冷，按而能知之，盖厥即为外有寒也。夫里有寒，寒在腹内，不能按而知之，故先师只可以三字说其理，不能如厥之直说为厥，不以‘外有寒’三字说之也，二法和参，其‘里有寒’三字何误之有？”

另外，对“欲解时”，包氏运用每日之阴阳五行盛衰原理，从源头上解释时辰与疾病为何欲解之理，不仅是给予了正确回答，而且对于解释阴阳五行，以及阴阳五行对疾病的预后均具有重要意义，这也是本书的优点所在之处。

除此之外，本书有的内容也是“衷中”而“参西”，如少阳经口苦之病机，包氏解释为西医之胆汁所致。在临床方面，将厥病分为若干，其中对血厥病，在三百五十五条中，用麻黄升麻汤，治疗广州兵士梅毒鱼口、结核之初起，因为包氏认为此类病是“血中含毒之症”，所以三剂而消，这种创新精神尤为值得我们敬佩。

以上种种不难看出，包识生独到的见解和完整学术思想，是其成为大医的重要因素，所以《中医大词典·医史分册》、邓铁涛主编的《中医近代史》均为其立传。

当然，包氏所注也有不妥之处，如在“太阳病表里传治法第六”中之“溲”，其谓“尿色不清之谓溲”，显系错误。

本书主要内容是对《伤寒论》每条原文进行讲解，目的在于解惑，之后与相关的条文比较异同，再总体概要其含义。所以本书原体例主要为：原文、讲（问、答）、义三部分。

《伤寒论讲义》原书为繁体字，现今读者读起来有一定的困难，再加上没有句读，读懂其义更增加了困难，为了让读者更好的读懂其主旨，故对本书进行点校。

版本的选择：

现存《包氏医宗·伤寒论讲义》版本有两个，一个是民国十九年版，另一个是民国二十五年版，皆为包氏医宗出版部出版。此次点校选择民国十九年之版本。为上、下两册，长 26 厘米，长 15 厘米，线装，共 151 页，为竖排本，正文每页 15 行，每行 38 字。

点校原则：

1. 由于只选择民国十九年（1930）之版本，所以运用本校和理校之原则。

2. 采用现代标点方法，对原书进行句读。

3. 凡原书中的繁体字，均改为规范简化字。

4. 凡原书中因写刻致误的明显错别字，予以迳改；俗写字、异体字、古今字、通假字，以简化字律齐，不出校。

5. 凡显系底本脱、误、衍、倒者，予以勘正，并出校注明据补、据改、据删之版本、书名或理由。

6. 对个别冷僻字词加以注音和解释。

7. 对个别词语难以理解，但包氏没有答者，予以注释。

由于水平所限，点校难免有错误之处，望读者不吝赐教。

杨鹏举

2010年10月26日

目　录

第一篇

辨太阳病脉证篇　即头、项、背、皮肤病

第二篇

辨阳明病脉证篇 即面、胸腹、肌肉病

第三篇

辨少阳病脉证篇 即颊、颈、胁、筋、骨病

第四篇

辨太阴病脉证篇 即肺脾病

第五篇

辨少阴病脉证篇 即心肾病

第六篇

辨厥阴病脉证篇 即心包络、肝病

第七篇

辨霍乱病脉证篇 即后天胃病

第八篇

辨阴阳易差后劳复脉证篇 即先天肾病

伤寒论讲义

汉·张仲景先师原文

闽杭包一虚识生氏著
男天白校字

辨太阳病脉证篇第一

太阳病总论例第一

表病五规总论章第一

寒水为病法[①]第一

太阳之为病，脉浮，头项强痛而恶寒。

注 （太阳）者，大阳也，一曰巨阳；（脉浮）脉在皮肤之间，轻手按之即得，愈按愈隐，愈举愈现；（头项强痛）头连项，木强作痛而头不便左顾右视也；（恶寒）身体缩搐，畏冷而欲加衣被也。

讲 问曰：太阳之为病，何以发现脉浮？

① 法：规律，常规，常理。《尔雅·释诂》："法，常也。"《孙子·军争》："倍道兼行，百里而争利，则擒三将军。劲者先，罢者后，其法十一而至。"

答曰：太阳属表，表者，最高最外之谓也。人身最高最外之地莫若于头项背与皮肤，故头项背与皮肤，皆为太阳所主，故其脉外浮于皮肤之间也。

问曰：头项强痛何因？

答曰：太阳之经脉起于目内眦上额交巅循脑后下行项背经脉伤邪则营卫不通不通则作痛也。

问曰：恶寒何因？

答曰：太阳为寒水之经，寒水性寒，伤于人身则寒气司令寒多而热少，故太阳受邪必恶寒也。

义：此言太阳寒水之经为病，发现脉症之确据总法也。夫太阳寒水之为病，有气、有经、有质，三者之别，脉浮，即气病也；头项强痛，即经病也；恶寒，即质病也。总论虽言三证，但三证不必悉具，即现一证亦可谓为太阳病矣。以后所谓太阳病者，皆指此三证而言也。

中风为病法第二

太阳病，发热，汗出恶风，脉缓者，名为中风。

注（太阳病）即指上法脉浮，头项强痛而恶寒。以下仿此。（发热）身体之热度加增，按之灼手；（汗出）皮肤上有咸味之流质外泄，名曰汗出；（恶风）见风则畏曰恶风；（脉缓）脉来和缓约一息五六至，一分钟五六十至；（中风）风由汗孔而入肌腠如矢之中靶，

曰中风。

讲 问曰：人体发热，何气使然？

答曰　六淫之邪伤人皆能令人发热，其发热之理由，因邪气与正气相搏而发生热度也，凡正气强盛之人，其相搏力愈大，故其热度亦愈高，正气虚弱之人，其相搏力小，其热度亦小，待正气消灭而邪气无物与之抗争，故不热而冰也。

问曰：汗出何因？

答曰：体热则汗孔开，开则汗出，寒则汗孔闭塞，闭塞则无汗，此物性自然之理也。夫风为阳邪，空气之温者也，中于人身毛孔开张，故汗自出。

问曰：恶风何因？

答曰：因风邪入里与正气相争，若再见风，则风邪得有援助，其势益猛而正气不敌，故畏之也。

问曰：脉缓何因？

答曰：凡物之属阳、属温者，其性和缓，属阴，属冷者，其性紧急。风者，阳邪也，其性温，故脉缓。

义：此言风中太阳经，发现脉症之确据也。夫风者，为百病之长，即空气是也。按平常之空气曰风，风之冷者，曰寒，热曰暑，热极曰燥，挟有水气曰湿，寒热错杂不清而能化火。凡此诸邪，皆由风而变化也，故为百病之长。

伤寒为病法第三

太阳病，或已发热，或未发热，必恶寒体痛呕逆，脉阴阳俱紧者，名曰伤寒。

注 （体痛）全身俱作痛也；（呕逆）胃中有气上逆，由口而出作呕声，或有饮食随呕而出，故曰呕逆，（脉阴阳）阴，指二尺而言，阳，指二寸而言，并关脉亦包含在内；（紧）脉紧来去极速，息不能数，约一息在十余至以上，一分钟百余至也；（伤寒）伤者，创也，损也，肤腠为寒所戕损也。

讲 问曰：太阳病，已未发热而必恶寒者，何也？

答曰：上法言风曰中，此法言寒曰伤，文字上已有轻重之分别，其邪气之利害可知，上法无'必'字，虽中风邪或有不恶风者，此法加'必'字，则可知伤寒一症，无论其热之已发未发，体之属强属弱，必先现恶寒也。

问曰：体痛何因？

答曰：凡痛，皆气血不通之所作人体之寒热，平均则人无病，今伤寒邪，人身之寒度增加，而营卫失其常行之度，滞留不利，故身体疼痛也。

问曰：呕逆何因？

答曰：寒邪漂悍[①]，侵入肌肤则腠理闭塞，正气被迫不能排泄于体外，故由内脏上冲，从口而出作呕逆也。

问曰：寒邪何以曰伤？

答曰：中者，邪纵来也，必有空隙可乘邪，始能入肌腠，伤者，邪横来也，无空隙邪亦能入肌腠，且虽伤一部份，顷刻必传于周身，中风则不然，中一部则一部生病，虽能传经，其时候亦无伤寒之速。

义 此言寒伤太阳经，发现脉症之确据也。夫寒属阴邪，为空气之冷者，冷气伤人，故或已发热之后，或未发热之前，而必先见恶寒之症也，但寒邪重，而正气旺者，即发热而病剧，寒邪轻，而正气弱者，缓发热而病轻，按恶寒与恶风又绝然不同，恶寒者，虽室内帐中厚其衣被，犹觉其寒。恶风者，见风始恶，无风则自若也。按风性缓，寒性急，为物性自然之理。如夏日之风，虽烈风不见其雄，冬日之风纵，微风亦觉其猛，以其寒急热缓，物理自然之性故也。

---

① 漂悍：漂，急疾；迅捷。汉·司马相如《上林赋》：“驰波跳沫，汩隐漂疾。”《南史·康绚传》：“堰将合，淮水漂疾，复决溃。”而慓，也急疾也。《素问·痹论》：“其气慓疾滑利。”故漂，通“慓”。《玉篇·心部》：“慓，疾也，急也。”《广韵·笑部》：“慓，急疾。”漂悍，轻捷勇猛。《汉书·高帝纪上》：“项羽为人慓悍祸贼。”

表里相传法第四

伤寒一日，太阳受之，脉若静者，为不传。颇[1]欲吐，若躁烦，脉数急者，为传也。

注 （脉若静）静，安也，不变动之谓也，（吐）胃中之水谷从口逆出曰吐。（躁烦）躁，手足身体不安而时起时坐时卧也，烦心不安而多所不可也。（脉数急）数脉，一息六七至，一分钟八九十至，急疾也与数同意也。

讲 问曰：伤寒一日，太阳受之，何谓也？

答曰：伤寒一日，言人得病之第一日也，太阳受之，谓得病第一日，即是太阳病。

问曰：脉若静者，为不传，此‘静’字作何解说？

答曰：脉若静者，谓太阳为病之后其脉浮仍是浮而不变沉，风缓，寒紧，仍是风缓寒紧而不变微细，是为安静不动，邪气不传于他经，故曰脉静者为不传。

问曰：颇欲吐何因？

答曰：吐，里病也，躯壳之表病，忽见脏腑之里

① 颇：偏近；略微；稍微；甚；很。此指后者。《素问·奇病论》："病在太阴，其盛在胃，颇在肺，病名曰厥，死不治。"清代俞正燮《癸巳类稿·持素持篇》："案古人止五脉，沈紧浮迟躁盛微细，乃评论之名，归之五脉，大数近于某，则曰颇于某。《史记·刘敬叔孙通列传》："臣愿颇采古礼，与秦仪杂就之。"北齐颜之推《颜氏家训·诫兵》："然而每见文士，颇读兵书，微有经略。"《汉书·王商传》："商为外戚重臣辅政，推佑太子，颇有力焉。"《三国志·魏志·曹仁传》："太祖之破袁术，仁所斩获颇多。"

病，则其邪已侵于里，邪已侵里则为传经也。

问曰：若躁烦，何因?

答曰：烦，心阳内郁，手少阴症也；躁，肾水外扰，足少阴症也。太阳病而见少阴症，是为邪已由表而里矣。

问曰：脉数急，属何症?

答曰：数急，为表里相传过度之脉也。盖太阳伤寒，其脉为紧，今十余至之脉，一变为六七至之数脉，则表邪将去而里病，又将发现之候也。若表邪完全入里，则全变为一息三四至之少阴微细脉矣，故脉数急者，为传也。

义 此言太阳经受邪之后，其邪有由太阳之表传入少阴之里及不传之法也。夫太阳主皮肤与头项为人身最高最外之地，故伤邪之第一日，即太阳之皮肤先受病也，太阳已受为病之后，其邪必渐次传染他经，但传染之途有二，一为表里传，一为经气传，此言表里传之法也，太阳受病之后，自一日或至数日，仍是太阳之脉症，静而不变动者，为太阳之邪不传他经也，若太阳之脉症不静而动，变生颇欲吐，躁烦，脉数急者，为太阳之邪已传入少阴之里矣。

经气相传法第五

伤寒二三日，阳明、少阳症不见者，为不传也。

注 （阳明症）即胃家实，腹满，谵语，潮热，燥屎是也。（少阳症）即口苦咽干，目眩是也。

讲 问曰：二日三日阳、明少阳证不见者，何谓也？

答曰：二日，即阳明主气之期，三日，即少阳主气之期也。

义 此言太阳之邪，由经气传不传者也。按经气顺传之次序，一日太阳，二日阳明，三日少阳，四日太阴，五日少阴，六日厥阴也。若二日不见阳明之脉症，三日不见少阳之脉症，为太阳之邪不由经气而传者也，若二日已见阳明之症，三日少阳之症，为太阳之邪已由经气而传入阳明而时起时坐时卧也，烦心不安而多所不可也。（脉数急）数脉一息六七至，一分钟八九十至，急疾也，与数同意也。

讲 问曰：伤寒一日，太阳受之，何谓也？

答曰：伤寒一日，言人得病之第一日也，太阳受之，谓得病第一日，即是太阳病。

问曰：脉若静者，为不传，此'静'字作何解说？

答曰：脉若静者，谓太阳为病之后，其脉浮仍是浮而不变沉，风缓，寒紧，仍是风缓、寒紧而不变微细，是为安静不动，邪气不传于他经，故曰脉静者，为不传。

问曰：颇欲吐何因？

答曰：吐，里病也。躯壳之表病，忽见脏腑之里病，则其邪已侵于里，邪已侵里则为传经也。

问曰：若躁烦，何因？

答曰：烦，心阳内郁，手少阴症也。躁，肾水外扰，足少阴症也。太阳病而见少阴症，是为邪已由表而里矣。

问曰：脉数急，属何症。

答曰：数急，为表里相传过度之脉也。盖太阳伤寒，其脉为紧，今十余至之脉一变为六七至之数脉，则表邪将去而里病又将发现之候也。若表邪完全入里，则全变为一息三四至之少阴微细脉矣，故脉数急者为传也。

义 此言太阳经受邪之后，其邪有由太阳之表，传入少阴之里及不传之法也，夫太阳主皮肤与头项为人身最高最外之地，故伤邪之第一日，即太阳之皮肤先受病也，太阳已受为病之后，其邪必渐次传染他经，但传染之途有二，一为表里传，一为经气传，此言表里传之法也。太阳受病之后，自一日，或至数日仍是太阳之脉症，静而不变动者，为太阳之邪不传他经也；若太阳之脉症不静而动，变生颇欲吐，躁烦，脉数急者，为太阳之邪已传入少阴之里矣。

三阳邪化法第六

太阳病，发热而渴不恶寒者为温病。若发汗已，身灼热者，名曰风温，风温为病，脉阴阳俱浮，自汗出，

身重，多眠睡鼻息必鼾，语言难出。若被①下者，小便不利，直视，失溲；若被火者，微发黄色，剧则如惊痫，时瘈疭；若火薰之，一逆②尚引日，再逆促命期。

注 （渴）口燥，时时想吃茶水也。（温病）温，即热也。温病，即热病也，暑、燥、火三症之总称也。（灼）炙也，热也，烧也。灼热，按之热，如火烧，炙人手也。（风温）由风邪所化之热病。（身重）身体笨重，难以起卧也。（多眠睡）眠，卧寐也，睡，坐寐也。多眠睡，无论坐卧，俱欲寐也。（鼾）呼吸作干声也。（小便）一曰小尿，一曰尿，一曰小解，一曰溺。（直视）目不转瞬也。（溲）尿色不清之谓溲。（惊）身跳不安而恐惧也。（痫）晕厥，不知人事而手足、口目瘈疭也。（瘈疭）手足、口目，振动抽缩也。

---

① 被：给予；蒙受；遭受；由于；因为。此指前者。《史记·南越列传》：“南海尉任嚣病且死……即被佗书，行南海尉事。”裴骃集解引韦昭曰：“被之以书。”章炳麟《新方言·释词》：“被，词之受也。畀，词之予也。古只作被。《史记·南越列传》‘即被佗书，行南海尉事’，谓予佗以书也。今凡以物予人者通语曰‘给’。”《管子·形势解》：“主明而国治，竟内被其利泽。”《后汉书·逸民传·逢萌》：“吏被伤流血，奔而还。”唐代陈子昂《谢衣表》：“被王孝杰陷锋于前，臣则接战于后。”

② 逆：指星体向西运行；背理；失常；不顺从。此指违背医理治疗。《汉书·天文志》：“天文以东行为顺，西行为逆。”宋·沈括《梦溪笔谈·象数二》：“予尝考古历法，五星行度，唯留逆之际最多差。”《辽史·历象志上》：“〔木星〕逆，日行三分，八十六日退十一度五分，又留二十八日。”《荀子·非十二子》：“行辟而坚，饰非而好，玩奸而泽，言辩而逆，古之大禁也。”杨倞注：“逆者，乖于常理。”《释名·释言语》：“逆，遻也。遻，不从其理则生殿遻，不顺也。”《玉篇·辵部》：“逆，不从也。”

讲 问曰：太阳病发热，何以发现口渴不恶寒？

答曰：太阳病发热后，热盛则化燥，里热盛则口渴，表热盛则恶寒自罢，故口渴而不恶寒也。

问曰：何为温病？

答曰：温者，暖也。温病，即热病之谓也，暑、燥、火病俱包含在内。

问曰：身灼热何故？

答曰：身灼热，为太阳风病化为热病，因误汗，津液愈涸，热邪愈盛，热盛则按之如火灼人手也。

问曰：脉阴阳俱浮何故？

答曰：人身表里上下俱热，故其脉寸关尺三部俱浮也。

问曰：自汗出，何故？

答曰：肾主液，肾被热灼，故汗自出。

问曰：身重，何故？

答曰：脾主肌肉，脾受热淫，故肉笨而身体重。

问曰：多眠睡，何故？

答曰：心藏神，心被热逼，故神智昏迷而多眠睡。

问曰：鼻息必鼾，何故？

答曰：肺主气，肺受热，则呼吸为之不利而作鼾。

问曰：语言难出，何故？

答曰：肝主筋，肝为热伤，则舌筋卷缩而难言语。

问曰：小便不利，何故？

答曰：下伤其下焦之气，则小便为之不利也。

问曰：直视，何故？

答曰：下伤其上焦之气，故目为之直视也。

问曰：失溲，何故？

答曰：下伤其中焦之气，则中气不约而小便自失也。

问曰：身发黄色，何故？

答曰：火伤其营卫则肤色发黄。

问曰：惊痫，何故？

答曰：火伤其脏腑，则肝胆不宁而发惊痫。

问曰：瘈疭，何故？

答曰：筋脉之津液被火所伤无所营养，故瘈疭。

问曰：若火熏之，何故？

答曰：火伤其营卫，则皮肤之色泽尽去，故如火熏也。

义 此言太阳之邪，不由经气表里而传他经，而在本经自化者也。夫太阳病本恶寒而发热，今不恶寒而发热口渴者，太阳寒水之邪化为温热暑病也，其所以化热之故者，多因太阳初得病时，其人素体多火，或误服热品，或天热衣厚汗出过多，则寒负而热胜，热胜则寒从热化也。表热盛则身如炉，里热盛则口大渴，如此表里俱热，寒气散尽而不恶寒。按热病必用凉汗、下、火三法，俱非所宜，若误以发汗攻其表，则五脏俱伤，风动火扬，其身之热益盛，按之如火灼手，营卫俱热，涣溢周身，故阴尺阳寸三部之脉俱浮上而向外越也，是则太阳中风之病而化为风热之病矣。肾脏已伤，液脱而汗自出；脾脏已伤，肉败而身重；心脏已伤，神疲而多眠睡；肺脏已伤，气逆而鼻息作鼾；肝脏已伤，舌筋缩而语言难出也；若误以下剂攻其里，则三焦俱伤；下焦伤则小便不利，上焦伤则目直视，中焦伤则中气失统摄之职而失溲也；若误以火法，攻其半表里则营卫俱伤，微者病在皮肤，不过营卫受伤外发黄色而已，剧者伤其营卫且伤其脏腑而必作惊痫也，营卫已伤，则血不能养筋而筋脉瘈疭，血气焦枯，故皮肤现如火熏之状也。然一误，已为逆，但难逆，犹可引日而施救治，若再误而三误之不禁，累促其致命之期矣。又按先师以汗喻太阳之寒化热，以下喻阳明之实化虚，以火喻少阳之表化里，阅者，须留意焉。

表里传治法第七

病有发热，恶寒者，发于阳也；无热，恶寒者，发于阴也；发于阳者七日愈，发于阴者六日愈，以阳数七，阴数六故也。

注（阳）指阳经也。（阴）指阴经也。

讲 问曰：病有发热恶寒者，发于阳也，何谓？

答曰：太阳病，本恶寒而发热，故病有发热恶寒者发生于太阳之表也。

问曰：无热，恶寒者，发于阴也，何谓？

答曰：无热恶寒，病在少阴经也。

问曰：七日愈，六日愈，何谓？

答曰：七日为阳，复之数六日为阴终之期。故以七代太阳之治法，以六代少阴之治法也。

义 此言表里传不传之治法也，大凡病症有发热恶寒者，发于阳经也，无热恶寒者，发于阴经也。按七日为阳，复之数六日为阴终之期，先师借阴阳之数，喻阳经、阴经之治法，如病在太阳者，用太阳之药以治之，病在少阴者，用少阴之药以治之，不可表病治里，里病治表也。

经气传治法第八

太阳病头痛至七日以上自愈者，以行其经尽故也。若欲作再经者，针足阳明使经不传则愈。

注（再经）再，二也。再经，即第二经阳明是也。

讲 问曰：头痛，何因？

答曰：头痛经病也。

问曰：至七日以上自愈者，何故？

答曰：经气六日为一周，经气已行尽，故其病不传他经而自愈也。

问曰：针足阳明，何谓？

答曰：足阳明胃脉也，断其邪之去路，则邪不能传经也。

义 此言太阳病欲由经气相传者，则在其欲传之经处治之，以截其路，使其病不再传别经者也，如太阳之经病，头痛至七日，又值太阳之期，以上至八日，值阳明之期，其病自愈者，太阳之邪行尽太阳之经而散，不传别经者也。若至八日，太阳病传入阳明而胃家实之病出见者，攻其足阳明胃府，病自愈也。

虚症从治法第九

太阳病欲解时[①]，从巳至未上。

注 （欲解时）其病将愈之候也。（巳、午、未）巳，自日间上午九点至十点六十分。午，自十一点至十二点六十分未，自下午一点至二点六十分也。

讲 问曰：太阳病欲解时，何以在巳午未三时？

答曰：太阳者，太阳也。日中之阳为太阳，太阳病之虚者，得天地太阳之助力，即正旺而邪衰，故病解也。

义 此言太阳病虚者，欲解时，必得天气之助而始愈也。按一日十二时，三阳居九，三阴居五，寅时为日

① 时：计时单位。时辰。一昼夜的十二分之一为一时辰。《周礼·天官·阍人》："以时启闭。"郑玄注："时，漏尽。"《新唐书·吕才传》："按法，葬家多取乾、艮二时，乃近夜半，文与礼乖。"清代钱大昕《十驾斋养新录·二十四时》："一日分十二时，每时又分为二，曰初，曰正，是为二十四小时。"

出，天晓之时，阳气初出，仍是小阳，小阳者，少阳也，故寅、卯、辰三时为少阳所主，少阳虽主三时，尚含厥阴母气二时在内，如哺乳小儿在母怀中时候更多也。小阳渐大，日渐高，至巳、午、未三时，日居天中则小阳变为大阳矣。大阳者，太阳也。故巳、午、未三时为太阳所主。阳气由小而大，大而必旺，旺则阳气极明，故曰阳明日已斜西，阳气衰老，阳明者，纯是一个老阳也，故申、酉、戌三时为阳明所主，阳已衰老，日落西山则太阴出现，故亥、子、丑三时为太阴所主，太阴之后子时阳气渐多，阴气渐少，少者，少也。故子、丑、寅三时为少阴所主。两阴交尽曰厥，厥阴者，老阴也，阴老必衰则阳气渐旺，而且中含少阳，故丑、寅、卯三时为厥阴所主也。夫病之虚者，得旺时而愈，实者，得旺时而剧、所以太阳病欲解时、从巳至未上，先师下一‘从’字，甚有深义，即虚从之谓也。

实症反治法第十

风家表解，而不了了者，十二日愈。

注 （风家）诸风之称呼也。（表）即表病也。（了了）了，快也。不了了，不爽快也。

讲 问曰 风家表解而不了了，何以至十二日即愈？

答曰 太阳，阳经也。风，阳邪也。二阳并病其阳必实，实必用攻，六日一阴之数也，十二日，二阴之数也，二阳治以二阴其病即了，故曰十二日愈。

义 此言太阳实症反治之法也，太阳病之虚者，则阳从阳，阴从阴以治之可也血，实者则阳反用阴，阴反用阳矣，如太阳中风之病表解而不了了者，十二日愈。按太阳，阳经也。中风，阳邪也。阳经阳邪，表虽解而病不了了，然痉愈者，阳实也。阳实必治以重阴，而六日为一阴，十二日为二阴，二阴则能制二阳，故曰十二日愈。

脉证相似假真法第十一

病人身大热反欲得近衣者，热在皮肤，寒在骨髓也。身大寒反不欲近衣者，寒在皮肤，热在骨髓也。

注（近衣）欲多穿衣或重盖被也。（身大寒）身大寒，按之皮肤冰冷之谓也。

讲 问曰：身大热而欲衣，何故？

答曰：表虽热而里却有寒，假热也。

问曰：身大寒反不欲衣，何故？

答曰：表虽寒而里却有热，真热也。

义 此言辨明寒热真假之法也。凡病之服药不效者，即认证不明也。先师结尾一法，总括以上十法之要诀，欲学者，认症明白虚实，不乱为治病，独一无二之法门，如病人身大热，反欲得近衣者，热在皮肤，寒在骨髓，假热真寒也。身大寒，反不欲近衣者，寒在皮肤，热在骨髓，真热假寒也。抑又身大热，久按之而不知其热者，假热也。身大热，久按之而益热灼手者，真热也。然百病皆有真假，非独寒热也。

表病风寒五规治法例第二

表虚阳病表里传章第二

气伤邪治法第十二

太阳中风，阳浮而阴弱，阳浮者，热自发，阴弱者汗自出，啬啬恶寒，淅淅恶风，翕翕发热，鼻鸣干呕者，桂枝汤主之。

注 （啬）吝也。啬啬，其人恶寒如吝啬之状，欲加衣被，则不可欲去衣被，又不能恰是，吝啬之天性，（淅）《说文》汰米也。孟子曰：接淅而行，其人恶风之状，如冷水汰身一阵一阵的不舒服。（翕）翕，合也，炽也，盛也。人身之热，如窗户之闭塞不通，又如热之炽人，其热有逐步茂盛之意。

讲 问曰：何谓阳浮而阴弱？

答曰：阳浮者，卫气外浮也。阴弱者，营血内亏也。

问曰：阳浮，何以发热？阴弱，何以汗出？

答曰：阳浮阴弱者，发热汗出之因也，发热汗出者，阳浮阴弱之果也，是故热自发而阳自浮，汗自出而阴自弱矣。

问曰：啬啬恶寒，何因？

答曰：啬啬恶寒者，太阳之本症也。

问曰：淅淅恶风，何因？

答曰：阴弱汗出腠理开，风入肌腠，令人不安也。

问曰：翕翕发热，何因？

答曰：阳浮在外，人身热度骤增而发热也。

问曰：鼻鸣，何因？

答曰：肺气上逆也。

问曰：干呕，何因？

答曰：胃气上逆也。

义 此言表虚中风，邪在气份之治法也，夫阳气者，为人身卫外之干城，当固而不当散，散则外越而发热。阴气者，为全体器官之资养料，当富而不可贫，贫则内空而汗出，阴弱阳浮，内无粮而外无卫，贼邪侵犯何以当之？故恶寒而啬啬恶风而淅淅发热而翕翕矣。此为对外之无抵抗力而若是者也，内则脏不安，肺气上逆而鼻鸣；腑不安，胃气上逆而作呕。揆其原因，皆营卫不和而外邪得以侵入，而脏腑亦因是混乱也。今欲抗外而安内，则非从调和营卫不可，故以桂枝汤主之，营卫已和，根本自固，内忧外患，不攻而自灭矣。

经气伤邪治法第十三

太阳病，头痛发热，汗出恶风者，桂枝汤主之。

注 （俱见上）

讲 问曰：头痛与发热汗出恶风，有何分别？

答曰：头痛者，邪中于经，经病也。发热汗出恶风者，邪在气，气病也。

问曰：经气兼病，何以仍用桂枝？

答曰：经病四之一，气病四之三，故仍可与桂枝汤也。

义 此言太阳经经气兼病之治法也。夫经病有重轻，其症有三种，头痛一也，项强二也，背几几三也。三者之中又有连带，而病分轻重者，头项强痛，经病之轻者也，项背强几几，经病之重者也，本法之经病为最轻之症，故桂枝汤并无何种之加入也。

经伤邪治法第十四

太阳病，项背强几几[1]，反汗出恶风者，桂枝加葛根汤主之。

---

① 几几：原作“几几”。几，《广韵》市朱切，平虞禅。侯部。同“殳。”故“几”读作 shu。几几，喻项背僵硬。《字汇补·几部》：“几，病貌。”《素问·刺腰痛篇》：“腰痛侠脊而痛，至头几几然。”成无己注：“几几，伸颈之貌也。”据此，几几，当作“几几”，今据改。下同。

注 （项背强）项连背，木强不能转侧也。（几几）几，音殳，《说文》：鸟之短羽几几然，按项强几几，即如短羽之鸟伸颈学飞之状也。

讲 问曰：项背强几几，何因？

答曰：因风邪入经，经脉伤，邪则强硬，故项背强几几然。

问曰：汗出，何以曰反？

答曰：项背强几几为葛根汤之本症，按葛根汤本无汗也，今项背强几几而汗出，故曰反汗出也。

义 此言太阳病，风邪中人轻症之治法也，夫太阳病邪已深入肌肉，则必化燥，然表虚者，阳浮阴弱，虽有发热，汗出与阳明潮热漐漐汗出不同，故不能化燥也，即与桂枝一方治表虚，葛根一味清肌表足矣。

误治未更治法第十五

太阳病下之后，其气上冲者，可以桂枝汤，方用前法，若不上冲者，不可与之。

注 （冲）动也。其气上冲者，乃其气上逆而动，不往下降也。

讲 问曰：下之后，其气上冲者，何谓也？

答曰：下之后，其气本应下降，表症当罢，今下后其气仍有上升而不下降也，且推而广之，其表症未罢，如头仍痛，热仍发，脉仍浮，或有呕逆，上气喘促之类，皆得谓之为上冲也。

问曰：下之后，其气不上冲者，何谓也？

答曰：不上冲者，表症已罢，里症已现之谓也。

义 此言太阳病，误下之后，其病气仍有往外而出者，犹可以桂枝汤也。夫太阳病，本当解表而反下之，则表邪内陷而入里，或成结胸，或成燥病，但虽误下，若其表症未罢，里症未现病气，仍有向外出者，仍可以桂枝汤治之，其邪已入里而表症已罢者，则不可与桂枝汤矣。

误治已变治法第十六

太阳病三日，已发汗，若吐，若下，若温针，仍不解者，此为坏病，桂枝不中与也。观其脉症，知犯何逆，随症治之。

注 （温针）以铁针烧热向皮肤烙之曰温针。古人用之，今已废去不用矣。（坏病）坏者，不完全之谓也，如太阳病误治变生他病，而太阳之症又不解者，为不完全之太阳病也，故曰坏病。

讲 问曰：太阳病，何以曰三日已发汗、若吐、若下、若温针？

答曰：一日太阳，二三日即阳明少阳，三日者，犹言三阳主气之日，汗、吐、下、温针、俱用过而病不愈，则阳亡而传入三阴矣。

问曰：桂枝何以不中与也？

答曰：桂枝表药也，病在三阴，故不可用也。

问曰：观其脉症，知犯何逆，随症治之，何谓？

答曰：观其现在之脉症如何？如见亡阳症，则治以回阳之甘草干姜汤，亡阴症，则救以益阴之芍药甘草等是也。又如见太阴症，则以太阴方治之，少阴、厥阴、则治以少阴、厥阴之方是也。

义 此言太阳病误治已变之治法也，按上节言误治未变者，仍可以桂枝原方，此节言误治已变者，则桂枝原方不可用，而当观其脉症属何经？何症？而治之矣。

桂本扶虚诸实当禁法第十七

桂枝本为解肌，若其人脉浮紧，发热汗不出者，不可与也。当须识此，勿令误也。

注 （解肌）肌，肉也。解肌，和解肌肉之邪也。

讲 问曰：桂枝本为解肌，何谓也？

答曰：肌与肤，当先为之分别而解肌之理自明矣。按肌，肌肉也。肤，皮肤也。桂枝症汗出，表虚腠理开，邪在肌肉。麻黄症无汗，表实腠理闭，邪在皮肤，皮肤与肌肉，一虚一实，治法不同，桂枝汤只能解肌而不能发汗也。

问曰：脉浮紧，发热汗不出者，不可与桂枝汤，何故？

答曰：脉浮紧，发热汗不出，为表实伤寒症，故不可与桂枝治表虚中风之方也。

义　此言桂枝为扶阳益阴之药，不可用之于营实卫强之病也。夫凡病必有虚实，虚实各有主方，表虚中风，以桂枝为主方也。脉浮紧，发热汗不出，为表实伤寒，以麻黄为主方也。麻黄主方之症，安可与桂枝，治之？故为医者，当须识得此中道理，切勿令人误服而丧性命也。

营实禁桂法第十八

若酒客病，不可与桂枝汤，得汤则呕，以酒客不喜甘故也。

注　（酒客）终日饮酒之人，名为酒客。

讲　问曰：酒客不可与桂枝何故？

答曰：酒客者，营血素盛之人也，桂枝为养营之品，酒客服之益增其营血，营血内壅，必变生他病，故不可与桂枝实其实也。

问曰：得汤则呕，何故？

答曰：营壅之人，多恶甘，服桂枝汤作呕，亦营实使之也。

义　此言营实之人，不可与桂枝实其实之法也。按先师以酒客，喻营实不可与桂枝汤，并非酒客真不可与桂枝汤也。盖桂枝汤扶卫益营之药，卫虚营实者，虽必用桂枝之处，亦当加攻营之药，而方不致偾事也，当以下法参看。

卫实禁桂法第十九

喘家作，桂枝汤加厚朴杏子佳。

注 （喘）气上逆而口张呼气甚大也。

讲 问曰：喘家，何以作桂枝汤须加朴杏？

答曰：喘家，素有喘症之人。素有喘病者，其气必实，气实即卫实，卫实，故用桂枝，须加厚朴杏仁以通卫气。

义 此言卫实之人不可与桂枝汤实其实之法也。按先师以喘家喻卫实之人，不可与桂枝汤，亦并非喘家真不可用也，其意欲人明白卫实者，虽当用桂枝汤，必须加以破卫之朴杏方，不致卫气壅塞也。

营卫俱实禁桂法第二十

凡服桂枝汤吐者，其后必吐脓血也。

注 （吐）胃中水谷从口上逆而出。作土声曰吐。（脓）脓，为血液变坏之物，其色黄白有臭气而浓厚曰脓。

讲 问曰：服桂枝汤而吐脓血者，何故？

答曰：营卫俱实之人，其气血壅盛，桂枝汤扶营益卫之品也，实其实而虚其虚，如抱薪之救火，故营卫益盛而吐脓血也。

义 此言营卫俱实之人不可与桂枝汤治之之法也。

按营实之人加攻营之药，犹可以桂枝汤治之，卫实之人加破卫之药，亦可以桂枝汤服之，但营卫俱实之人，则断不可以桂枝汤矣。

汗伤里阴治法第二十一

太阳病发汗，遂漏不止，其人恶风，小便难，四肢微急，难以屈伸者，桂枝加附子汤主之。

注（漏汗）漏，渗也，泄也，穿也。凡物破漏则所盛之物，必外漏也。漏汗，汗如水漏渗泄不止也。（小便难）撒尿不易出也，须用气力，方能解出。（四肢微急）手足各二为四肢，四肢之筋脉有些拘强，难以屈伸者，为微急。

讲 问曰：发汗，何以致遂漏不止？

答曰：以大剂发汗大伤其少阴之气，其腠理尽开，失其启闭之本能，故汗出不止而人不自知，故曰漏汗。

问曰：其人恶风，何因？

答曰：汗孔开张，风入肌腠，故见风则畏也。

问曰：小便难，何故？

答曰：肾气为发汗所伤，其气上逆而为漏汗，按汗尿同原，汗多则尿少，故小便难也。

问曰：四肢微急，难以屈伸，何故？

答曰：太阳病误发其汗，伤其少阴之气，其邪亦因之乘虚而入，是将由表而传于里，故现少阴之四肢拘急症也。

义 此言太阳误汗而伤少阴之里气者也。夫太阳病，本当解表，而解表之药亦有虚实之分，若虚病治以实方，则其病愈盛而阳愈伤，欲挽救残阳，仍非以桂枝方中加入附子不可也。

下伤表阳治法第二十二

太阳病下之后，脉促，胸满者，桂枝去芍药汤主之，若微恶寒者，桂枝去芍药方中加附子汤主之。

注 （脉促）数脉有时停止不应指曰促脉。（胸满）胸中气塞不爽快曰胸满。

讲 问曰：脉促，何因？

答曰：因太阳病误下，邪陷于里而未尽入里，其气欲出不能，欲入不可，停积于胸中，营卫往来为其所格，故脉来时止也。

问曰：胸满者，何气使然？

答曰：表邪下陷故也。

问曰：若微恶寒，何故？

答曰：表阳被伤，水府之气亦为所损也。

义 此言误下之后，太阳之标阳为其所伤也。按上节汗伤少阴之气而现下焦之小便难，此节下伤太阳之气而现上焦之胸中满，一则以桂枝加附下降以镇其里，一则以桂枝去芍上升以达其表也，于是阴液内降而小便勿难，阳气外升而胸中不满矣；若微恶寒者，其水腑之气亦被其所损，则又前方中非加附子无以固其表也。

表里阴阳伤治法第二十三

太阳病得之八九日如疟状，发热恶寒，热多寒少，其人不呕，圊便欲自可，一日二三度发，脉微缓者，为欲愈也；脉微而恶寒者，此阴阳俱虚，不可更发汗，更下，更吐也；面色反有热色者，未欲解也，不能得小汗出，身必痒，宜桂枝麻黄各半汤。

注 （疟）寒而复热，热而复寒也。（圊便）圊，《说文》：厕清也，即厕所也，圊便，犹言大解也。（癢）同痒。皮肤欲搔也。又扬也。其气在皮中欲得发扬，使人搔发之而扬出也。

讲 问曰：太阳病，得之八九日，何谓也？

答曰：八日为阳明主气之期，九日为少阳主气之期也。

问曰：如疟状，发热恶寒，热多寒少，何谓也？

答曰：邪正相争，阴阳之气升降不定，故其寒热有如少阳之疟状，热多寒少，又如阳明之潮热状也。

问曰：其人不呕，圊便欲自可，何谓也？

答曰：不呕，表明无少阳症也。圊便自可，表明非阳明症也。

问曰：一日二三度发，何故？

答曰：邪正相攻，故时止时发也。

问曰：脉微缓者，何以为欲愈？

答曰：脉微而缓，正气争胜邪气将负也。

问曰：脉微而恶寒者，何也？

答曰：脉微，营卫阴阳俱虚也。恶寒，邪气犹盛也。

问曰：面色反有热色者，何气使之？

答曰：邪气怫郁不得外越也。

问曰：身必痒何故？

答曰：亦邪气怫郁不得外越之故也。

义 此言表里阴阳俱伤之治法也。按此法当分二段，自太‘阳病’至‘为欲愈也’为一段；自‘脉微而恶寒’以下为一段。言其寒少热多而往来不息，太阳病似欲传经而实未传，以其无呕，便不闭也。邪与正争，正胜则脉缓而病自愈，邪胜则恶寒而邪不去也。然此阴阳俱虚之体，而表症又未除，发其汗恐伤其正，不发汗无以退邪，只可以桂枝麻黄合方用极轻之剂，略调其营卫，微发其汗而已。

表虚阴病表里传章第三

邪伤营治法第二十四

太阳病初服桂枝汤，反烦不解者，先刺风池、风府，却与桂枝汤则愈。

注 （风池）少阳经穴也，在耳后、颞颥后脑空下发际陷中，按之引于耳中，手足少阳阳维之会也。（风府）项后入发际一寸，大筋内宛宛中，疾言其肉立起，休言其肉立下，足太阳督脉阳维之会也。

讲 问曰：太阳病，初服桂枝汤反烦不解，何故？

答曰：桂枝治表虚阳邪之方也，此为表虚阴邪之病，宜乎？服桂枝汤反烦而不解也。

问曰：先刺风池、风府，却与桂枝汤则愈，何也？

答曰：阴邪在营份，先通其经脉，以泻营份之阴邪，后以桂枝治表虚则愈矣。

义 此言表虚伤寒，邪在营份之治法也。夫桂枝本调营和卫之药也，按表虚伤寒之症，当以双方并治之法，但以桂枝治，表虚正虽安，而邪必不去也。若以麻黄治阴邪，邪纵去而正已伤矣，故先师立桂麻合剂之法以治之也。刺风池、风府乃泻其营血之意，即桂枝汤营实加攻营之药之理也。

邪伤卫治法第二十五

服桂枝汤大汗出，脉洪大者，与桂枝汤如前法。若形如疟，日再发者，汗出必解，宜桂枝二麻黄一汤。

注 （大汗出）汗出非常之多，曰大汗出。（脉洪大）脉来有力，蓬勃上升，曰洪，脉管涨大，其形比平时增粗曰大。

讲　问曰：服桂枝汤大汗出，脉洪大者，何故？

答曰：邪在卫，卫气强盛，与桂枝汤服之则卫益强而热愈盛，热盛则卫气外溢，故脉洪大，大汗出也。

问曰：与桂枝汤如前法，何谓也？

答曰：即先刺，而后服桂枝汤之法也。

问曰：若形如疟，日再发者，何气使然？

答曰：卫气强盛，正气不能与之抵抗故也。

义　此言寒邪伤卫表虚之治法也。按表虚伤寒之治法，上法已略言之，上法为寒伤营，邪在血，其症不过反烦而已，故先刺而后桂，邪即可去，此法为寒伤卫，邪在气，气热则汗大出，气盛则脉洪大。若如前法先刺后桂而不愈，病形如疟，日再发者，必以桂枝二份，麻黄一份，破其卫而调其营则愈也。

邪伤营卫治法第二十六

服桂枝汤大汗出后，大烦渴不解，脉洪大者，白虎加人参汤主之。

讲　问曰：服桂枝汤大汗出，大烦渴不解，何故？

答曰：营卫俱伤于邪，服桂枝汤大汗出，则阴益弱而阳愈盛，阳盛则从热化而为暑，内热盛，故大烦渴不解外热盛，故大汗出，脉洪大也。

义　此言寒伤营卫化热之治法也。并上共三法：初论反烦不解为邪将化热，在将化未化之间，故先刺后桂而可愈；再论大汗出，脉洪大，为邪初化热而未实，故仍可以用前法及桂麻；三论大汗出后，大烦渴不解为邪已化暑而热实，则非白虎加参无以清阳而救阴也。

表阳伤治法第二十七

太阳病发热恶寒，热多寒少，脉微弱者，此无阳也，不可发汗，宜桂枝二越婢一汤方。

注 （微弱）微，脉极细似有似无也。弱，脉软弱无力也。

讲 问曰：太阳病发热恶寒，热多寒少，脉微弱者，此无阳也。此“无阳”二字作何解说?

答曰：发热恶寒，热多寒少，为寒邪伤表，标阳甚盛，然其脉微弱者，此为无阳之阴脉，标热虽炽，而本寒甚盛也。按“无阳”二字，对脉微弱而言，非指热多而言也。

问曰：已云不可发汗，何以仍用桂枝二越婢一汤方?

答曰：发汗，对麻黄汤而言也。桂枝二份以调营卫，越婢一份，以散标热且分量极轻，不能目为发汗之药。

义 此言寒伤太阳标阳之治法也。夫寒伤太阳经，发热恶寒之症，本应以麻黄发其汗，然脉现微弱者，此为阳虚之脉也。大凡太阳病无论伤寒、中风，其尺中脉微及尺中迟者，皆为里虚，不可发汗者也，此法脉微弱无阳亦里虚之脉也，然此症发汗，又恐伤其阳，不发汗又无以退其热，故酌以桂枝二份，扶其阳越婢一分，退其邪而已。

里阴伤治法第二十八

服桂枝汤，或下之，仍头项强痛，翕翕发热无汗，心下满微痛，小便不利者，桂枝去桂加茯苓白术汤主之。

注 （心下满）心下，在胸骨尽处心窝中，其处胀满也。

讲 问曰：服桂枝汤，或下之，何谓？

答曰：服桂枝汤，犹言已解表也，或下之，犹言已清里也。

问曰：仍头项强痛，翕翕发热，何谓？

答曰：言汗下之后，太阳表症仍未罢也。

问曰：有汗之症，汗下后，何以变为无汗？

答曰：肾主液，入心为汗，自入为尿，少阴之气被伤，故无汗。

问曰：心下满微痛，何因？

答曰：手少阴之气被伤故也。

问曰：小便不利，何因？

答曰：足少阴之气被伤故也。

义 此言汗下误伤少阴之里气者也。上法言无阳，此法言无阴也，汗下后表症仍不罢者，其里亦必为其所伤也，或脏，或腑，或阴，或阳，并无一定之位置，如伤及少阴之气，心伤则无汗，心下满而痛。肾伤则小便为之不利也，心肾俱伤，非以桂枝汤去桂加苓术安其神而镇其水不可。

表里阴阳伤治法第二十九

伤寒脉浮，自汗出，小便数，心烦，微恶寒，脚挛急，反以桂枝汤，欲攻其表，此误也，得之便厥，咽中干，烦躁，吐逆者，作甘草干姜汤与之，以复其阳，若厥愈足温者，更作芍药甘草汤与之，其脚即伸；若胃气不和，谵语者，少与调胃承气汤；若重发汗复加烧针者，四逆汤主之。

注 （小便数）小解时时欲解，而不长曰数。（脚挛急）两脚筋脉拘缩也。（厥）手足发冷不温暖也。（咽）食管也。（谵语）不避亲疏，语无伦次也。

讲 问曰：伤寒脉浮，自汗出，小便数，心烦，微恶寒，脚挛急，六症何谓也？

答曰：脉浮，自汗出，微恶寒，太阳之表症也。小便数，心烦，脚挛急，少阴之里症也。

问曰：以桂枝汤，何以曰反、曰误？

答曰：表里兼病，阴阳并虚，不能单独治表，今以不正当之法治之，故曰反曰误。

问曰：何以得之便厥，咽中干，烦躁，吐逆？

答曰：阴阳俱亡故也，厥逆，吐逆，亡阳之候也；咽干，烦躁，亡阴之症也。

问曰：阴阳并亡之症，何以先以甘姜复阳，后以甘芍救阴？

答曰：阳气者，人身之真火也，火熄则体冷而人立死，故先当回阳而后救阴，前贤所谓贵阳贱阴，即此之理也。

问曰：阳复何以厥愈阴？复何以脚伸？

答曰：阳复，则体温增加，寒气减少，故厥愈。阴复。则肉润筋濡，故脚伸也。

问曰：胃气不和而谵语，服与承气汤，何谓也？

答曰：阳亢阴亡之症，当与承气泻其阳，泻阳，即是救阴也。

问曰：重发汗复加烧针，何以即用四逆？

答曰：重汗、烧针阳亡阴格，用四逆汤以回其阳，阳回阴霾自散。

义 此言表里阴阳俱伤，总结桂枝症之治法也。分二纲四目：二纲者，即阴气、阳气是也。四目，即阴亡，阴格，阳亢，阳亡是也。按脉浮，自汗恶寒为阳浮于外；便数，心烦，脚挛急为阴弱于内。阴阳俱虚之症不可以桂枝攻其表，而当以真武镇其里，误则表里阴阳之气俱伤也，是以阳亡有甘草干姜之回阳，阴亡有芍药甘草之救阴也，然而桂枝之攻表，其力犹轻，若重剂之麻葛、青龙发其汗，或烧针伤其阳则必变为阳亢阴亡之承气症，或阴格阳亡之四逆症矣。

表实阳病经气传章第四

邪伤阳开治法第三十

太阳病，项背强几几，无汗恶风者，葛根汤主之。

讲　问曰：此法项背强几几与第二章有何分别？

答曰：邪与经俱无分别，所不同者，不汗出与反汗出耳。

问曰：汗出与无汗与太阳中风症有何关系？

答曰：为表虚、表实证之现象，桂、葛二方治法之所由分也。

义　此言太阳经表实中风之治法也。夫太阳中风症，有实有虚，虚者，治与桂枝。实者，治与葛根。但今人只知有桂枝之治中风，而不知葛根亦治中风者也，若虚实不分，补攻误用，误人性命诚不少矣。

邪传阳阖下利治法第三十一

太阳与阳明合病者，必自下利，葛根汤主之。

注　（下利）一曰泄，一曰泻，一曰下利，大便太通之谓也。

讲 问曰：何谓太阳与阳明合病？

答曰：头上之症，为太阳。病腹中之症，为阳明病。今头腹俱有见症，故曰太阳与阳明合病也。

义 此言太阳病传阳明两经俱病之治法也。夫太阳之邪传入阳明，则阳明之症出现下利，寒水由胃下泄而作，欲止其病，先竭来源，故仍用葛根也。

邪传阳阖上呕治法第三十二

太阳与阳明合病，不下利，但呕者，葛根加半夏汤主之。

讲 问曰：此法何以不下利而呕？

答曰：上法其邪下趋，故作利，此法其邪上逆，故作呕也。

义 此言太阳与阳明合病，其邪上逆之治法也。按阳明主胃，胃气下趋则作下利，上逆则作呕逆，中郁则大便不通也。

邪传阳枢治法第三十三

太阳病桂枝症，医反下之，利遂不止，脉促者，表未解也。喘而汗出者，葛根黄芩黄连汤主之。

讲 问曰：脉促，何以为表未解？

答曰：表症误下后，其气陷于半表里之间，欲出不能，欲入不可，则脉促，脉促，其气犹欲外出之象，故云表未尽解也。

问曰：喘而汗出，何因？

答曰：邪陷于半表里之间，属少阳之地位，邪从火化，故汗出而喘也。

义 此言表上风邪下陷于半表里之治法也。按半表里属少阳，少阳不可发汗，然虽名用葛根而方中之麻桂姜枣已不能用矣，故此方药只四味也。

表实阴病经气传章第五

邪伤阳开治法第三十四

太阳病，头痛发热，身疼，腰痛，骨节疼痛，恶风无汗而喘者，麻黄汤主之。

注 （疼）酸之重痛之轻者也，似酸非酸似痛非痛也。（腰）在两肾脊骨之间正对脐眼之后。（骨节）骨尽处之关节也。

讲 问曰：头痛发热，何谓也？

答曰：头痛，言寒伤经也。发热，言寒伤卫也。

问曰：身疼，腰痛，骨节疼痛，何故？

答曰：此即第三法，体痛之详细说明也。体痛，系包括全身而言，此处再为分论身疼、腰痛、骨节疼痛为寒伤太阳经，营卫被寒邪束缚，以致气血滞行，不能流通，不通则作痛，此为表实之伤寒症，故周身关节俱痛也。

问曰：何以寒邪而恶风？

答曰：恶风、恶寒，中风、伤寒俱有此见症，按恶寒为表病固有之现象，为外邪之轻者也，故上文表虚中风之论，皆有恶寒也；然恶风为外邪之重者，故伤寒恶寒之外而加以恶风也，如下文青龙症之中风有恶寒，伤寒之有恶风者也。

问曰：无汗，何故？

答曰：无汗表实也，与有汗为表虚者反之。

问曰：喘为何因？

答曰：邪伤营，营血实而体痛。邪伤卫，卫气实而外喘也。

义 此言表实伤寒之治法也。夫寒伤营，风伤卫，为风寒之通论，究实不尽然也，风亦有伤营之症，寒亦有伤卫之症也。不观夫葛根症之项背强几几为营病，麻黄症之作喘为卫病乎？不但中风、伤寒俱能伤营卫，即所谓恶风为中风，恶寒为伤寒，亦不尽然者也、不观夫大青龙症之太阳中风而恶寒，本法之太阳伤寒而恶风乎？又不但恶风恶寒若是也，即如大青龙症而论中风有脉紧身疼痛，伤寒有脉缓与身不疼痛之反象，由是观之治风寒之法，只当审其表虚、表实，而不可拘其中风、伤寒也，否则刻舟求剑，易于偾事，更观其方药，葛根汤之有麻黄，麻黄汤之有桂枝，可想而知也。

邪传阳阖治法第三十五

太阳与阳明合病，喘而胸满者，不可下，宜麻黄汤主之。

讲 问曰：太阳与阳明合病，喘而胸满者，何以不可下？

答曰：喘而胸满，邪未归府，且其气仍上冲外出作喘，为表症未罢，故不可下也。

义 此言表邪兼里欲传经而未传者也。按此法言太阳阳明合病，只有其名而无其症，当参观二经之总纲，然二经同时为病，其气上冲作喘而胸满者，切不可下，仍宜从表外解也。

邪传阳枢治法第三十六

太阳病十日，已去脉浮细而嗜卧者，外已解也。设胸满胁痛者，与小柴胡汤。脉但浮者，与麻黄汤。

注 （细脉）细脉，形小如丝，虽小犹成条，应指分明。（嗜卧）即时时刻刻欲睡也。（胁痛）胸腹两傍谓之胁，胁痛，两胁作痛也。

讲 问曰：十日已去，脉浮细而嗜卧者，何谓？

答曰：十日已去，又值少阴主气之期，太阳病见少阴症，之嗜卧脉细为表病欲传里之现象，故曰外邪已解也。

问曰：胸满胁痛，何以用小柴胡汤？

答曰：胸满胁痛，邪由经气而传至少阳，故以小柴胡汤治之。

问曰：脉但浮者，与麻黄汤，何也？

答曰：脉但浮，为邪不传经，仍以太阳之方法治之也。

义 此言阴邪传入少阳之治法也。按上章传少阳则仍以葛根名义为方者，以葛根之性不与少阳不可发汗之义相背也，而其麻桂与少阳之治法违背者，皆已弃去名，虽云葛根与葛根加半夏汤则相去甚远矣，此法亦传少阳之经，然麻黄汤之主药及佐药俱与少阳不可发汗之旨违背，故皆去之，而治以小柴胡汤为主，夫葛根虽能解肌表之邪，然其性为清降之品，且去麻桂而加以芩连甘草，其性益为和解矣，麻黄则不然，虽加芩连，其性仍发散去之为上，然胸满胁痛，固当以小柴胡汤，而脉但浮者，为邪仍未传入少阳，又非柴胡之力所能胜，仍当以麻黄汤散其表也。

阴阳邪化反形章第六

风伤卫，风极似寒治法第三十七

太阳中风，脉浮紧，发热恶寒，身疼痛，不汗出而

烦躁者，大青龙汤主之。若脉微弱，汗出恶风者，不可服，服之则厥逆，筋惕肉瞤，此为逆也。

注 （筋惕）惕，跳动也。（肉瞤）肉掣动也。

讲 问曰：太阳中风，何以现脉浮紧，发热恶寒，身疼痛，不汗出而烦躁之症？

答曰：物极必反，理之常也。太阳中风而现伤寒之症，风极似寒之故也。

问曰：若脉微弱，汗出恶风者，何以不可服大青龙？

答曰：脉微弱为里虚，汗出恶风为表虚，表里俱虚之病，不可用大发汗之方也。

问曰：服之则厥逆，筋惕肉瞤，何故？

答曰：厥逆，筋惕肉瞤，亡阳之逆症也。

义 此以下二法总结麻葛二方，阴阳二邪之治法也。夫风寒邪极旺，则物极必反，中风而反现伤寒之症也，故以大青龙发之，大青龙治风寒伤营卫极实之症者，若阳虚者，即不可服，服则立变为亡阳症也。

寒伤营，寒极似风治法第三十八

伤寒，脉浮缓，身不疼，但重乍有轻时，无少阴症者，大青龙汤发之。

讲 问曰：伤寒，何以脉浮缓，身不疼，但重？

答曰：寒邪旺极，极则反，故伤寒而现中风之脉症也。

问曰：但重，乍有轻时，何谓？

答曰：身重者，肌肉困倦也，身重而乍有轻时者，非肌肉之困倦，为邪强之朕[1]兆也。

问曰：无少阴症，何谓？

答曰：少阴属里，有里症不能治表，恐伤其里故也。

义 此言寒伤营，寒极似风之治法也。按此法与上法一风一寒，俱论风寒变化之症象，为麻葛之力所不胜者，概以大青龙汤治之，上法言脉微弱，汗出恶风，表阳虚者，不可与服大青龙。此法言有少阴症，里阴盛者，亦不可与大青龙，可见风寒之治法，不在麻葛之分别，而在表里之虚实也。

邪伤寒水在里治法第三十九

伤寒表不解，心下有水气，干呕发热而咳。或渴，或利，或噎，或小便不利，少腹满，或喘者，小青龙汤主之。

注 （干呕）呕而有声无物曰干呕。（咳）肺气上逆于喉作声曰咳。（噎）为咽喉闭塞之名，《说文》：饭窒

① 朕：预兆；迹象。《庄子·应帝王》：“体尽无穷，而游无朕。”成玄英疏：“朕，迹也。”晋·葛洪《抱朴子·塞难》：“机兆之未朕，我能先觉之。”

也，即厄逆也，（少腹）脐之下，阴器之上，当膀胱之位曰少腹，一曰小肚。

讲 问曰：表不解，心下有水气，何谓？

答曰：表不解，外邪未罢，伤寒之证仍在也。心下有水气，太阳之寒水受邪，停积于中焦也。

问曰：干呕，何因？

答曰：水邪侵胃，胃受寒邪而作呕也。

问曰：发热而咳，何因？

答曰：水邪侵肺，肺气上逆而作咳也。

问曰：或渴，或利，或噎，何因？

答曰：水停中焦津液不布，胃燥无润则作渴，水侵于胃，胃气下降则作利，水气侵胃，胃气上逆则作噎也。

问曰：或小便不利，少腹满，何因？

答曰：水凌下焦则排泄失职，水停于少腹则少腹满，小便不利也。

问曰：或喘者，何因？

答曰：水凌上焦，肺气壅塞而作喘也。

义 此言寒邪在里之治法也。夫邪伤寒气病在营卫，麻葛之力所不及者，有大青龙方以治之，而邪伤寒水病在脏腑，麻葛之力所不能者，则非小青龙方无以疏泄其水也。按龙而曰大，大则能腾云致雨，故大青龙有发汗之能力，龙而曰小，小龙能力薄弱不能致雨，只能在湖边、海角游泳，故小青龙主排泄脏腑之水气也。

邪伤寒水在表治法第四十

伤寒，心下有水气，咳而微喘，发热不渴，服汤已渴者，此寒气欲解也，小青龙汤主之。

讲 问曰：心下有水气咳而微喘，何谓也？

答曰：邪在肺，故肺气作喘而咳也。

问曰：发热不渴，服汤已渴者，何谓也？

答曰：发热邪在表不渴，邪未入里也，服汤已渴者，寒邪欲去而热将散，散则传里而作渴也。

义 此言寒水在表之治法也。夫寒在表则里症不现，故口不渴，然服汤以后则在表之寒气发泄而下达于胃，欲防寒气之侵里，又当以小青龙散其寒水之邪也。

虚从实反章第七

桂枝扶阳虚治法第四十一

太阳病外证未解，脉浮弱者，当以汗解，宜桂枝汤。

注（浮弱）浮而无力为浮弱。

讲 问曰：外证未解，脉浮弱者，当以汗解，何以宜桂枝汤？

答曰：外证未解，太阳之证未罢也，脉浮弱，而邪虽在表，非表实而为表虚，治宜汗解，宜桂枝，不宜麻黄也。

义　此言虚证从治，阳虚用扶阳之药者也。夫桂麻二方一虚一实，一攻一补，一阴一阳，上章已详言之，此章再为申说者，以论虚从实反，特假麻桂为比例也，其实四逆、承气、五苓、栀子、建中、柴胡、白虎、理中等方，皆一虚一实，一补一攻，一阴一阳从反之药也。

里虚治法第四十二

太阳病下之，微喘者，表未解故也，桂枝加厚朴杏仁汤主之。

讲　问曰：太阳病下之，何谓也？

答曰：太阳病为邪在表不在里，下之则伤其里而里虚也。

问曰：微喘者，表未解也，何谓？

答曰：喘者，邪陷于胸未入于腹，气喘上逆，其邪仍有外出之象也。

义　此言下则虚其里而表证未罢之治法也。按表病误下，徒伤其里而不能解外，若下后邪未入腹仍留于胸，虽属里，为里中之表也，故仍可汗解，然喘症，本麻黄症而里虚又不可发汗，故仍以桂枝扶其阳，加朴、杏通其气而病自愈也。

表虚治法第四十三

太阳病外证未解，不可下也，下之为逆，欲解外者，宜桂枝汤主之。

讲 问曰：外证未解，不可下也，下之为逆，何谓？

答曰：外证未解，不但太阳病不可下，即阳明病当下，而外证未罢者，亦不可下也。

义 此言表虚之病不可下之治法也。夫汗、下固为表病里病之主方，然不可倒行而逆施，按表病固当汗，而表虚者又不可汗；里病本可下，而里虚者又不能下；不但虚症不可汗、下，即实症欲汗，下而表实里虚有不能汗，里实表虚有不能下者也，呜呼！虚从实反之义大矣哉。

表里俱虚治法第四十四

太阳病，先发汗不解而复下之，脉浮者，不愈，浮为在外而反下之，故令不愈，今脉浮，故知在外，当须解外则愈，宜桂枝汤主之。

讲 问曰：先发汗而复下之，何谓也？

答曰：先发其汗病不解，反伤其表，而表即虚也，而复下之，病仍不解，反伤其里，而里亦为虚也。

问曰：脉浮者不愈，何谓？

答曰：脉浮，病在表，故下之不愈，浮为在外之表症，反攻其里，故令其邪不去也。

问曰：今脉浮，故知在外，当须解外则愈，宜桂枝汤，何谓？

答曰：已汗又下，表里俱虚，今仍脉浮，故知其邪仍在表而未罢，仍当以解外之药，虚者不宜攻，故仍用桂枝为宜。

义　此言表里并虚，表邪仍在，仍当解表之治法也。按先师尝以发汗，喻[1]表虚，攻下，喻里虚也，此法反复申明，表虚之病不宜汗、下，仍当以桂枝扶其阳也。

麻黄散阳实里实治法第四十五

太阳病，脉浮紧，无汗发热，身疼痛八九日不解，表证仍在，此当发其汗，服药已微除，其人发烦，目瞑剧者，必衄，衄乃解，所以然者，阳气重故也，麻黄汤主之。

注　（目瞑）视物昏花也。（衄）鼻中出血曰衄。

讲　问曰：太阳伤寒至八九日不解，固当发汗，然

① 喻：知晓；明白；说明。《论语·里仁》：“子曰：‘君子喻于义，小人喻于利。’”《后汉书·荀彧传》：“海内未喻其状，所受不侔其功。”《荀子·正名》：“单足以喻则单，单不足以喻则兼。”《史记·淮南衡山列传》：“夫百年之秦，近世之吴楚，亦足以喻国家之存亡矣。”

服药已微除，其人发烦，目瞑反剧者，必衄，衄乃解，何故？

答曰：寒化热，热伤营，邪强药轻不能驱邪，故微见功效，而反发烦者，心火被煽动，目瞑者，肾水被热劫，俱里实也。若剧者，其热灼营太甚而作衄，衄出邪亦随之而去，故曰衄乃病解也。

义 此言寒伤营，营实之治法也。夫邪强正旺，其邪益猛，治以轻剂往往初轻而反剧也。按实症非以攻药不能去邪，此云衄乃解者，因营血太盛，非以麻黄攻其营不能退其热，衄乃解者，亦泻营之意也。

表实治法第四十六

太阳病，脉浮紧，发热，身无汗，自衄者，愈。

讲 问曰：脉浮紧，发热，身无汗，何以自衄便愈？

答曰：寒邪过盛而无汗为表实，表实则营卫内壅而为衄，衄则营卫之气俱泄，故曰愈。

义 此言表实过盛，承上文之意之法也。按先师云："自衄者，愈"并非其自衄即愈也，自衄，喻邪有所去，实者可变为不实，故曰愈，若衄而不愈者，仍当以麻黄攻其营也。

表里俱实治法第四十七

二阳并病，太阳初得病时，发其汗，汗先出不彻，因转属阳明，续自微汗出，不恶寒，若太阳病证不罢者，不可下，下之为逆，如此可小发汗，设面色缘缘正赤者，阳气怫郁在表，当解之、薰之，若发汗不彻不足言，阳气怫郁不得越，当汗不汗，其人烦躁，不知痛处，乍在腹中，乍在四肢，按之不可得，其人短气，但坐，以汗出不彻故也，更发汗则愈。何以知汗出不彻？以脉濇，故知也。

注 （二阳并病）太阳，阳明并病也。（彻）透也。不彻，汗出不透也。（面色缘缘）面之四周为缘。（怫郁）怫，即郁也。（但坐）但，同袒。袒胸袒臂，去衣露体也。但坐，即坐而欲去衣也。

讲 问曰：二阳并病，由太阳而入阳明，续自汗出而里症将实，不恶寒则表邪已罢，何以又云若太阳病症不罢者，不可下，下之为逆，如此可小发汗？

答曰：续自微汗出，虽指阳明里症将实，然其热未潮，语未谵，腹未满，屎未燥，邪未归府，故不可下也。不恶寒，虽太阳表症已去，然头仍痛，脉仍浮，色仍赤，身仍痛，症已在表，故可发汗也。

问曰：面色缘缘正赤，何因？

答曰：发汗不彻，其邪怫郁于表也。

问曰：其人烦躁，何因？

答曰：发汗不彻，余邪转属于里也。

问曰：短气，但坐，何因？

答曰：余邪伤气也。

问曰：脉濇，何因？

答曰：余邪伤血也。

义 此言太阳，阳明并病，当先治其表，后治其里之法也。按发汗之药太过，固能伤正，而发汗之药不及，又常遗祸也，如太阳病汗之不透，则津去而邪化燥，反传于里为里实，邪未尽去，表症仍在，又未可攻下，如此表里俱实之症，仍当先治其表，后治其里，其病由表而传里故也，亦当以麻黄散其卫，透其营也。

脉症相似假真章第八

阳邪里虚忌汗法第四十八

脉浮数者，法当汗出而愈；若下之，身重，心悸者，不可发汗，当自汗出乃解，所以然者，尺中脉微，此里虚，须表里实，津液自和，便自汗出，愈。

注 （悸）心动也。

讲 问曰：脉浮数者，何以法当汗出而愈？

答曰：数为阳脉，为卫脉，浮数者，言阳邪也，阳邪在表，当从汗解故也。

问曰：若下之身重，心悸者，不可发汗，当自汗出乃解，何故？

答曰：若下之，喻言里虚也。身重，言下伤其脾胃之气也。心悸，言下伤其少阴之气也。表实里虚者，不可发其汗，恐伤其里也。当自汗出者，须待其正气已旺，邪气方退也。喻言表实里虚之病，当扶正以驱邪也。

问曰：尺中脉微，此里虚，须表里实，津液自和，便自汗出，愈，何谓？

答曰：尺中脉微，言少阴无阳也，为里虚，为不可发汗，须表里实，津液自和，便自汗出，即上文扶正使里不虚之意也。

义 此言阳邪在表，固当发汗，而里虚者，又不可发汗也。按里虚不可发汗，上数章已略言之，此章申明有相似真假之处，不可不为之辨明也。夫伤寒治法，最当固本，因驱邪之药，大都伤正之品也，表里虚者，万不可汗，须扶正驱邪并施，否则不但不能驱邪，反伤其正而变生他病矣。

阴邪里虚忌汗法第四十九

脉浮紧者，法当身疼痛，宜以汗解之，假令尺中迟者，不可发汗，何以知之？然以营气不足，血少故也。

注 （迟）一息三四至为迟脉，为病在脏，为寒。

讲 问曰：脉浮紧者，何以法当身疼痛。宜以汗解之？

答曰：紧为阴脉，在脏为寒，脉浮紧为寒伤营，营伤则当身疼痛，脉紧，身疼痛，又当发汗，故曰宜以汗解之。

问曰：假令尺中迟者，不可发汗，何谓？

答曰：尺中少阴之部位也，少阴脉迟，其里虚可知，故不可发汗。

问曰：营气不足血少，何谓？

答曰：肾主液，肾虚则血少也。

义 此言阴邪在表，固当发汗，而阴弱又不可发汗之法也。按此法与上法俱言表实当汗，而心阳、肾阴不足者，皆不可发汗也。此脉数、脉紧为假实，虽似表实，究属乎假，此为阴阳邪真假之治法者也。

卫实似虚治法第五十

脉浮者，病在表，可发汗，宜麻黄汤。

讲 问曰：脉浮者，病在表，可发汗，宜麻黄汤，何谓？

答曰：脉浮者，为卫气实，邪在太阳之表也，有可以发汗之处，即当发汗也。

义 此言卫实似虚之治法也。夫诊断病情，常有舍症从脉，舍脉从症之法，上二法，先师所言明明可汗而有不可汗之处，即不能汗也，此法与下法明明不可汗而有可汗之处，即当发汗也。

营实似虚治法第五十一

脉浮而数者，可发汗，宜麻黄汤。

讲 问曰：脉浮而数者，可发汗，何以宜麻黄汤？

答曰：脉浮而数者，邪伤营为营热有可发汗之处，亦宜发汗也。

义 此言营实似虚之治法也。按此法与上法论脉，本非可汗之脉，但先师以两“可”字定麻黄之治法，须有可汗之症，方可发汗，其实即无尺脉微、尺中迟之类是也。

营虚似实治法第五十二

病常自汗出者，此为营气和，营气和者，外不谐，以卫气不共营气和谐故尔，以营行脉中，卫行脉外，复发其汗，营卫和则愈，宜桂枝汤。

讲 问曰：病常自汗出者，为营气和，何谓也？

答曰：营为阴，阴弱则汗出，常自汗出者，其营独和与卫气脱离，故曰营气和也。

问曰：营气和者，外不谐，以卫气不共和谐，何谓？

答曰：营行脉中，卫行脉外，营气独和者，营与脉外之卫气脱离，脱离则卫气不能与谐行，故曰外不谐，以卫气不共营气和谐故尔。

问曰：病常自汗出，何以复发其汗，营卫和则愈。

答曰：桂枝汤表虚有汗而再发汗之方也，发其汗则营不独和而卫不独行矣，故发汗则愈。

义　此言营虚汗出似实之治法也。夫病常自汗出，似身体强壮之人，究实为虚症也，为营弱也，为营卫不和也，营卫不和，非用桂枝之苦甘益阴，辛甘扶阳使营卫调和不可也。

卫虚似实治法第五十三

病人脏无他病，时发热，自汗出而不愈者，此卫气不和也，先其时发汗则愈，宜桂枝汤。

讲　问曰：病人脏无他病，时发热，自汗出，何故？

答曰：时发热，卫强也。汗出，表虚也。

问曰：此卫气不和，何以先其时发汗则愈？

答曰：卫强则时发热，为卫气不和，待其未发热之前，发其汗则卫不外行与营和，故则愈。

义　此言卫虚发热似实之治法也。夫人身营卫不能偏，偏则为病也，但发热而汗出为表虚，宜桂枝。发热而汗不出，又为表实，不宜于桂枝，当用麻葛矣，上文二法论脉，不论证，此二法论证，不论脉，一为实脉似虚，一为虚症似实也。

营卫实阴邪真衄治法第五十四

伤寒，脉浮紧，不发汗，因致衄者，麻黄汤主之。

讲 问曰：脉浮紧，不发汗，因致衄者，何以用麻黄汤？

答曰：脉浮紧，为寒伤营而营实，不发汗，卫气未伤，卫亦实也，营卫俱实之病而致衄者，非攻其营卫无以止其衄也。

义 此言营卫俱实，阴邪真实之衄者也。夫衄有寒、有热、有虚、有实。热症、实证固当衄，而寒症、虚症亦常致衄也。一则因衄而病转轻，一则因衄其病增重，此法即言热衄、实衄，下法即言寒衄、虚衄也，一桂一麻，补攻迥异。

营卫虚阴邪假衄治法第五十五

伤寒不大便六七日，头痛有热者，与承气汤；其小便清者，知不在里仍在表也，当须发汗；若头痛者，必衄，宜桂枝汤。

讲 问曰：伤寒不大便六七日，何故？

答曰：寒邪化燥转系阳明，不大便六七日，阴经之期已过，又值阳经主气而阳实，为阳明病也[1]。

问曰：头痛有热，何与承气汤？

答曰：头痛者，阳明之经病也。有热，经有热也，故与承气汤治之。

问曰：其小便清者，知不在里，仍在表也，何谓？

答曰：小便清白而长，里无热，热仍在表也。

问曰：若头痛者，必衄，何谓？

答曰：头痛者，邪在经，经有热则血外溢，故必衄。

义 此言营卫俱虚，阴邪假衄之治法也。夫伤寒不大便则邪已化燥，病在阳明，阳明之病，无论经、气，皆主下之，然下之之法须待里实，今小便清则其邪未归腑可知，故仍当从表解也，但小便清为里虚，不能以麻葛，只宜于桂枝汤也。

阴阳邪实虚，虚实真假治法第五十六

伤寒发汗解，半日许复烦，脉浮数者，可更发汗，宜桂枝汤主之。

讲 问曰：伤寒发汗解，半日许复烦，何谓？

答曰：伤寒汗解，复烦，为汗之不彻，余邪未尽也，故曰半日许复烦，非是一日传经之症也。

---

① 也：原在下文之“问曰”下，据上下文义，显系错讹。今据改。

问曰：脉浮数者，可更发汗，何谓？

答曰：伤寒之脉为浮紧，今脉浮数，邪已不如初起之盛，故虽可汗，宜桂而不宜麻也。

义　此言阴邪实而虚，虚而实，真假之治法也。按本章先言阴阳邪脉之真假，次言脉假而实真，次言症真而实假，又次言衄之真，衄之假，末言真之后仍有假，然推而广之，假之后亦有真也。夫伤寒发汗之后，愈而复发，其邪已轻者，再不可与原方也，因邪轻当用轻药，即实后当用虚药也，间亦有先桂枝症，治而稍愈，而邪复盛而变为实症者，桂枝之后仍可与麻黄汤也。

表病救误禁误治法例第三

表病误治，阴阳脏腑诸伤章第九

阴阳自和自愈法第五十七

凡病，若发汗，若吐，若下，若亡津液，阴阳自和者，必自愈。

讲　问曰：汗、吐、下、亡津液，何以阴阳自和者，必自愈？

答曰：人体之健康全在人身之阴阳调和，阴阳调和则寒热平均而无病，若汗、吐、下、亡津液，皆亡阴亡阳，故曰其阴阳能自和者，必自愈，若不和者，可以药调之而亦愈也。

义 此言阴阳和自愈之法也，夫人身之阴阳，即人身之冷热，冷热平均则无病，偏胜则病作，若汗、吐、下、亡津液而能阴阳自和者，其病必愈也。

津液自和自愈法第五十八

大下之后复发汗，小便不利者，亡津液故也，勿治之，得小便利，必自愈。

讲 问曰：汗、下后，小便不利，何以为亡津液?

答曰：汗出多则表上之津液亡，下利多则里中之津液亡，表里津液俱亡，故小便为之不利。

问曰：亡津液之病，何以勿治之，得小便利，必自愈?

答曰：亡津液之病，须以救液为先，勿治之者，勿以他药治他病，当先救液为先，故曰得小便利，必自愈者，即此义也。

义 此言津液自和自愈之法也。夫伤寒之治法，不离乎汗、吐、下，然汗吐下俱亡津液之药也，故伤寒病后，往往有脱液之变。上法言和阴阳，此法言救津液，一则言寒热之平均，一则言气血之通利，按津液又为气血之所变化，救津液，即是调气血也。

表里阴阳俱伤治法第五十九

下之后复发汗，必振寒，脉微细，所以然者，以内外俱虚故也。

注 （振寒）恶寒而身振动也。

讲 问曰：下而复汗，何以必振寒脉微细？

答曰：下伤其里而阴血虚，血虚则脉微细。汗伤其表而阳气虚，气虚则振寒，表里俱虚，故外振寒而内脉微细也。

义 此言表阳里阴俱虚之总法也。按汗，下伤阴阳，以上数章已略言之，兹复详言之者，夫汗之能伤阴，下之能伤阳也，然为对阴阳平均者而言，若阴阳偏虚者，汗之亦能伤阳，下之亦能伤阴也，阴阳俱虚之病，总以阴阳并治为宜也。

阳气伤治法第六十

下之后复发汗，昼日烦躁，不得眠，夜而安静，不呕，不渴，无表症，脉沉微，身无大热者，干姜附子汤主之。

讲 问曰：下之后复发汗，昼日烦躁不得眠，夜而安静，何以与上法之汗下见症不同？

答曰：下而复汗，虽伤阴阳，然亦有单伤其阴、其阳者也。此法之昼日烦躁，不得眠，夜而安静者，阳气为其所伤，故昼日属阳则病烦躁，夜间属阴，阴无病，故安静也。

问曰：不呕，不渴，无表症，何谓？

答曰：不呕，无少阳症也。不渴，无阳明症也。无表症，太阳之邪亦罢也。

问曰：脉沉微，身无大热者，何以用干姜附子汤？

答曰：三阳之气已衰，故不见三阳之浮、弦、大，而见阴经之沉微也。无大热，实邪已去而为虚也。

义 此言汗、下，阳虚，补阳之法也，夫下伤阳则阳亡，阳亡则非回阳不可，按昼日烦躁不得眠，夜而安静为阳虚，恶阳而病在阳虚也，但烦躁一症，阳实亦有，所以先师必曰不呕，不喝，无表症，三阳之邪尽去。脉沉微，身无大热三阴之症又现，方是阳虚之确症，治以干姜附子也。

阴血伤治法第六十一

发汗后，身疼痛，脉沉迟者，桂枝加芍药生姜各一两人参三两新加汤主之。

讲 问曰：汗后身疼痛，脉沉迟，何因？

答曰：汗伤阴血，亦有身体疼痛，表邪已去，故脉沉而迟，病在里阴而属脏也。

义 此言汗伤阴血之治法也。按凡百病症，皆有虚实。上法之烦躁，固属阳实居多，而阳虚亦有现烦躁之症者。夫阳虚助以阳，固为虚从之正法。然亦有阳虚见阳而反剧者也，即所谓阳虚妒阳及虚不受补之义也。此法之身疼痛，其理亦然，按身疼痛，固当发汗以止其痛，然亦有发汗后而现身疼之症者也，此无他，凡病皆有虚实之分别也。由是观之，则似阳实之烦躁及阴实之身疼痛，虚实是亦无甚分别矣。其实不然，阳虚之烦躁，必无三阳经之呕、渴、恶寒而始为阳虚。阴虚之身疼痛，必有三阴之脉沉迟而始曰阴虚也。

肺脏伤治法第六十二

发汗后，不可更行桂枝汤；若汗出而喘，无大热者，可与麻黄杏仁甘草石膏汤主之。

讲 问曰：汗后，何以不可更与桂枝？

答曰：汗后，邪虽未罢，恐传他经，邪纵已罢，亦妨伤正，治法不同，故曰不可也。

问曰：汗出而喘，无大热者，何症？

答曰：汗出，阴气外泄也。喘，邪伤肺脏也，无大热者，邪在局部故也。

义 此言汗伤肺脏化热之治法也。按汗后伤表，表为太阳所主，为皮毛，肺脏亦主皮毛，故伤肺则肺气作喘而汗出，然必无大热，非白虎之症，方可与麻杏甘膏治之也。

心脏伤治法第六十三

发汗过多，其人叉手自冒心，心下悸欲得按者，桂枝甘草汤主之。

注 （叉手冒心）冒，覆也。病人以二手相叉，覆于心下。

讲 问曰：汗多，叉手冒心，心下悸欲按，何因？

答曰：汗为心之液，汗多心伤，心伤则悸，悸为心虚，故喜按也。

义 此言汗伤心阳之治法也。夫汗伤阴阳者，病在气血，汗伤五脏者，病在局部也，故心伤则心病，他脏伤则他脏病也。

肾脏伤治法第六十四

发汗后，其人脐下悸者，欲作奔豚，茯苓桂枝甘草大枣汤主之。

注 （豚）豕也，猪也。奔豚，其气上逆，若豚奔之状，哼哼作响。

讲 问曰：汗后脐下悸，欲作奔豚，何故？

答曰：汗伤肾气，丹田真气不藏而动，故脐下跳动，其气由少腹上冲于胸，故呼吸之气若奔豚之状也。

义 此言汗伤肾气之治法也。夫汗伤少阴之气则为烦躁，汗伤心肾之气则为心悸、脐下悸也。一则病在无形六气，一则病在五脏，其经虽同，其症则异，故其治法亦因之而不同也。

脾脏伤治法第六十五

发汗后，腹胀满者，厚朴生姜半夏甘草人参汤主之。

讲 问曰：汗后腹胀满，何因？

答曰：汗伤其脾，脾气内鼓则作胀满也。

义 此言汗伤脾气之治法也。夫太阴主里，为中气之根源，今伤其脾，如伤其中气，中气伤则不布化于四肢，积于腹中而作胀，故以朴姜夏草人参以温通之。

肝脏伤治法第六十六

伤寒，若吐，若下后，心下逆满，气上冲胸，起则头眩，脉沉紧，发汗则动经，身为振振摇者，茯苓桂枝白术甘草汤主之。

讲 问曰：吐、下后，何以心下逆满，气上冲胸，起则头眩，脉沉紧？

答曰：吐则其气上逆，下则其气下行，一上一下伤其肝气，肝气横逆而动，从心下上冲胸至头，故曰心下逆满，气上冲胸，起则头眩，脉沉紧者，肝气内动故也。

问曰：发汗则动经，身为振振摇者，何故？

答曰：汗伤肝气，肝气暴出而风动，故身体振振摇也。

义　此言汗伤肝气之治法也，夫肝者，为将军之官，其气横暴，《经》曰：其变振拉摧[①]拔，然肝居于膈下，其位深，脏难以受伤，吐而下，下而汗使肝欲升不能，欲降不可，则肝为病矣，肝气为病，又非养血之药所能治，故以苓桂术甘升阳纳气而和中也。

水府伤治法第六十七

发汗病不解，反恶寒者，虚故也，芍药甘草附子汤主之。

讲　问曰：汗后恶寒，何以为虚？

答曰：汗后病不解，则反伤其太阳之气，故恶寒为虚也。

义　此言太阳水府被伤之治法也。夫恶寒者，太阳寒水之气所发也，汗之恶寒当去，今汗而反恶寒，是实邪而变为虚邪也。芍药甘草附子汤，即所以镇纳其水而温散其寒也。

误治表里传治法第六十八

发汗，若下之，病仍不解，烦躁者，茯苓四逆汤

① 摧：原作“推”，《素问·五常政大论》作“摧”。今据改。

主之。

讲 问曰：汗，下之后，病仍不解，烦躁者，何也？

答曰：汗下之后，病仍不解，则邪必传经，若由表传里，入于少阴，则烦躁也。

义 此言汗下之后，其邪由表传里之治法也。夫误治伤阴，邪随入里，入里则少阴受病而发烦躁，茯苓四逆，即治其阴盛格阳之方也。

误治经气传治法第六十九

发汗后，恶寒者，虚故也。不恶寒，但热者，实也，当和胃气，与调胃承气汤。

讲 问曰：发汗后，恶寒者，虚故也，何谓？

答曰：与上法之理相同也，言发汗后，恶寒者，为太阳之气已虚故也。

问曰：不恶寒，但热者，实也，何谓？

答曰：不恶寒者，太阳之症已罢也。但热者，转属阳明为实热也。

义 此言汗后转致阳明实热之治法也。夫太阳汗后，变热症而恶寒已罢者，为邪由经气传入阳明，邪入阳明则非攻里不可，故与调胃承气治之。

三焦三部阴阳伤章第十

误治伤阳下焦阳实治法第七十

太阳病，发汗后，大汗出，胃中干，烦躁不得眠，欲得饮水者，少少与饮之，令胃气和则愈。若脉浮，小便不利，微热，消渴者，与五苓散主之。

讲 问曰：发汗后，大汗出，胃中干，不得眠，何谓也？

答曰：汗后大汗出则亡津液，亡津液则胃中干燥，胃燥则阳盛不得眠，不得眠为阳实之病也。

问曰：欲得饮水者，少少与饮之，令胃气和则愈，何谓也？

答曰：欲得饮水则阳气已实，阳实当清其阳，以救其液，故少少与之水，则津液还复，胃气不燥而得润则愈矣。

问曰：若脉浮，小便不利，何谓？

答曰：脉浮，病仍在表，未传经也，小便不利，下焦阳实，津液枯竭也。

问曰：微热，消渴，何谓？

答曰：微热而消渴，非白虎之暑热症，而为阳实液虚之五苓症也。

义 此言误治伤阳总论及下焦阳实之治法也。夫误治伤阳而阳实，阳实则阴竭，阴竭则阳独旺而作消渴。无论上中下三焦之阳实，俱以五苓为主，若下焦之阳实则下焦之液先竭而小便不利，而即治以五苓之散也。

中焦阳实治法第七十一

发汗已，脉浮数，烦渴者，五苓散主之。

讲 问曰：汗后，脉浮数，烦渴，何因？

答曰：汗后津液去而脉浮数者，邪化热也，阳实阴虚也。烦渴者，中焦之阳实，心烦而口渴也。

义 此言中焦阳实之治法也。夫汗后而脉当沉细，或微缓，则邪去正亦和，若汗后而脉反见浮数，为阳实也，中焦之阳实而君火受迫，而心烦矣，亦宜以五苓清其阳也。

上焦阳实及阳虚治法第七十二

伤寒，汗出而渴者，五苓散主之；不渴者，茯苓甘草汤主之。

讲 问曰：伤寒，何以汗出而渴？

答曰：伤寒化热，热盛则津液被迫上焦之阳实，外蒸而为汗，汗出津液更竭而口渴作矣。

问曰：不渴，何以用茯苓甘草汤？

答曰：汗出而不渴者，为阳虚亡阳之汗，非阳实热盛之汗也，故宜茯苓甘草以固其阳也。

义 此言上焦阳实及阳虚之治法也。夫汗后津液已少，往往阳气化热而变燥，然此燥非热邪内实之阳明燥病，而为正气内化之太阳热症也。按阳明之燥在脏腑，太阳之燥在躯壳，脏腑之燥可攻，躯壳之燥不可攻也，脏腑之燥从里解，躯壳之燥从表解，一用承气，一用五苓也。然渴者，阳实所现之症象也，有渴，即阳实；无渴，即阳虚，虚者，则五苓。又为禁方矣，故下文有三阳虚，不可以五苓之法。

三焦阳实治法第七十三

中风发热六七日不解而烦，有表里症，渴欲饮水，水入则吐者，名曰水逆，五苓散主之。

讲 问曰：中风发热六七日不解而烦，何谓？

答曰：中风为阳邪，已发热至六七日，邪不外解而发烦者，邪已化热，为阳实之症也。

问曰：有表里症，渴欲饮水，水入则吐者，何故？

答曰：发热为表症，渴欲饮水为里症也，水入则吐者，阳结于胃，胃气不纳，故吐也。

义 此言表里热实、三焦俱病之治法也。按上三法为三焦分论，此法为三焦总论也，夫五苓所主之症为发热，烦躁，不得眠，消渴，小便不利，汗出，水入则吐等症，而最注意者为渴，渴则为五苓之本症，其余症候未可规定也，故四法之症，虽各互异，而渴症则法，法俱有也。

少阳经虚法第七十四

未持脉时，病人叉手自冒心，师因教试令咳，而不咳者，此必两耳聋无闻也，所以然者，以重发汗虚故如此。

注　（叉手）两手指相交叉也。（冒心）两手交叉覆冒于心下也。

讲　问曰：病人叉手冒心，何故？

答曰：阳虚喜按故也。

问曰：两耳聋无闻，何故？

答曰：少阳之经脉循耳前后上下，耳聋，少阳经脉空虚故也。

义　此言少阳经虚不可服五苓散之法也。夫五苓治阳实之方也；阳虚则为茯苓甘草所主。今少阳经虚，耳聋无闻，亦因汗伤之所致，不可与五苓散服之也。

太阳经虚法第七十五

发汗后饮水多必喘，以水灌之亦喘。

注　（灌）溉也，洗也。

讲　问曰：汗后饮水多必喘，与水灌之亦喘，何故？

答曰：汗，伤其太阳之气则表气已虚，饮水，则水停于肺不能布散于皮肤，故喘也；皮肤为太阳所主，以水灌洗之，其皮肤之气已虚，故亦喘也。

义　此言太阳经虚之法也，夫太阳主皮毛，太阳之气已虚，故毛孔不能消纳其水，故停积于肺，肺气为之不利也。五苓全仗水力，故不能服也。

阳明经虚法第七十六

发汗后，水药不得入口为逆，若更发汗，必吐下不止。

讲　问曰：汗后水药不得入口，何故？

答曰：水药不得入口，胃经虚寒也。

问曰：若更发汗，必吐下不止，何故？

答曰：发汗则阳益虚而阳亡，故为吐下不止之亡阳症也。

义　此言阳明经虚之法也。按上二法阳虚固不可与五苓，然纵误服而不致亡阳，不过悸喘而已，然此法阳明胃府虚寒，则宜理中温暖，若误服五苓则亦能变为亡阳之症也。

误治伤阴，阴虚治法第七十七

发汗吐下后，虚烦不得眠，若剧者，必反覆颠倒，心中懊憹栀子豉汤主之；若少气者，栀子甘草豉汤主之；若呕者，栀子生姜豉汤主之。

注 （懊憹）心烦而乱，心中极难过也。

讲 问曰：汗吐下后，虚烦不得眠，何故？

答曰：汗吐下后伤其阴，阴虚阳盛则君火内炽而心烦，烦则不得眠也。

问曰：若剧者，必反覆颠倒，心中懊憹，何谓？

答曰：若剧者，言心烦之症重者，必反覆颠倒也，反覆颠倒者，俗言床上爬到床下，床下爬到床上之义也。心中懊憹者，心烦至于极处也，俗言心里难过说勿出的苦也。

问曰：少气，何因？

答曰：中气有热故也。

问曰：呕为何故？

答曰：中焦有寒故也。

义 此言汗吐下伤阴之治法也。夫汗下能伤阳，亦能伤阴，阴虚则君火内炽而作烦，此法阴虚火盛之烦，为心经之本症症象利害[1]，故必反覆颠倒，心中懊憹也，用栀子豉苦寒以泻君火，然心烦为中焦之病；若中气有热伤及脾气，可加甘草以缓之；若中焦有寒，胃逆作呕，泻火养阴之中，犹可加生姜以驱寒也。

---

① 利害：即厉害；严重。《警世通言·玉堂春落难逢夫》："玉姐素知虔婆利害。"《二十年目睹之怪现状》第九九回："此刻我的水不过泼在他轿子上，并没有泼湿他的身，他便把我打得这么利害！"

上部阴虚治法第七十八

发汗，若下之而烦热，胸中窒者，栀子豉汤主之。

讲 问曰：汗下之后烦热，何谓？

答曰：伤其阴气而发烦热也。

问曰：胸中窒，何故？

答曰：胸中为上部，即上焦之躯壳也，伤其上焦之阴气，故胸中窒塞不通。

义 此言上部阴虚之治法也。夫汗吐下伤阴。有上、中、下三部之各异，然症虽各异，而治法则同也。

中部阴虚治法第七十九

伤寒五六日，大下之后，身热不去，心中结痛者，未欲解也，栀子豉汤主之。

讲 问曰：伤寒五六日，大下之后，身热不去，何故？

答曰：下伤其阴而阴虚，阴虚则阳盛，故身热不去。

问曰：心中结痛，何为未欲解？

答曰：心中，为中部中焦所主之地位也，伤其中焦，气结作痛，故为未解。

义 此言中部阴虚之治法也。上法言上部则胸中室，此法言中部则心中结痛。按心中，即胸腹相交之心下是也。心中结痛，阴虚阳结，亦宜养阴也。

下部阴虚治法第八十

伤寒下后，心烦腹满，卧起不安者，栀子厚朴汤主之。

讲 问曰：伤寒下后心烦，何故？

答曰：下后伤阴，阴虚生烦故也。

问曰：腹满卧起不安者，何故？

答曰：腹满，下伤下焦之气也。

义 此言下伤下焦之治法也。夫五苓之主症，以一“渴”字定阳实；栀子之主症，则以一“烦”字定阴虚也。故每法皆不离乎烦，余症又不必拘执也。

三部阴虚治法第八十一

伤寒，医以丸药大下之，身热不去，微烦者，栀子干姜汤主之。

讲 问曰：以丸药下之，身热不去，微烦，何故？

答曰：丸药入胃，徒伤其胃，而不能泻阳，身热不去，阳犹盛而伤阴也。

义 此言三部阴虚之治法也。夫下法，固为泻阳之正法，然丸药下之，药力只在胃中而不能荡涤周身之热也，故虽下之而阳犹盛，周身上、中、下三部之热仍不去也，其阴又虚，而烦症又作，以栀子治烦，干姜温胃可也。

三阴俱实法第八十二

凡用栀子汤，病人旧微溏者，不可与服之。

注 （病人旧微溏）病人素有大便溏泄之病。

讲 问曰：病人素有便溏者，何以不可服栀子豉?

答曰：病人大便素溏者，其人阴盛阳虚之体也，故不能服栀子再养其阴。

义 此言三阴俱实之法也。按上法有三阳虚，不可服五苓，恐伤其阳故也。此言三阴盛，不可服栀子，亦恐伤其阳也，文虽各异，而伤阳则同也，一则直接泻阳，一则间接滋阴以泻阳也，然此但言伤阳反而论之，亦有伤阴者，又不可不知也。先师之立论，当一隅而三，反读之方能穷其奥也。

诸虚家禁汗章第十一

诸虚禁汗总治法第八十三

太阳病发热，汗出不解，其人仍发热，心下悸，头眩，身瞤动，振振欲擗地者，真武汤主之。

讲 问曰：发汗不解，其人仍发热，心下悸，头眩，身瞤动，振振欲擗地者，何故?

答曰：发汗，汗出表气已虚，其人仍发热，邪气未罢也。心下悸，少阴心阳虚弱也。头眩，少阴肾阳虚弱也，身瞤动，振振欲擗地者，表里阳亡之候也。

义 此言汗后里虚以及不可发汗之总治法也。夫里虚不可发汗，上数章已详论之。此法以下皆论里虚不可发汗之法，仲师特以真武为纲，可见里虚者，桂枝犹嫌其表也，故上文有桂枝加附去芍等法，即此义也，此法与麻桂葛龙之法适成反比例也，故救误禁误，当以此方法。

上焦液虚禁汗法第八十四

咽喉干燥者，不可发汗。

注 （咽）食管也（喉）气管也。

讲 问曰：咽喉干燥，何以不可发汗？

答曰：咽喉干燥，上焦津液不足，发其汗益伤其阴也。

义 此言上焦阴虚不可发汗之法也。夫咽喉为脏腑之总纲，五脏之系统起于喉咙，络于阴器，六腑之系统起于咽，终于肛也。脏腑之津常上输于口而为唾，下输于阴而为尿，外输于皮而为汗，内输于骨而为髓。今津液不能上输于咽喉，则咽喉干燥，发汗，则愈伤其液，故不可发汗也。

下焦液虚禁汗法第八十五

淋家，不可发汗，发汗，必便血。

注 （淋）小便点滴而痛也。

讲 问曰：淋家，何以不可发汗？

答曰：淋家，素来小便不利，下焦之津液常亏。尿汗同源，发汗则伤津液，而小便之淋当益剧也。

义 此言下焦之液虚不可发汗之法也。夫津液为人身阴气之所生，汗、尿、津、血，异名同出，故无论上下焦津液虚少者，总不宜发汗也。

营虚禁汗法第八十六

疮家，虽身疼痛，不可发汗，发汗则痉。

注 （疮家）素有外科脓血常出之人也。

讲 问曰：疮家，虽身疼痛，何以不可发汗？

答曰：疮家脓血常出，营血已虚，虽有伤寒之身疼痛症，亦不宜发汗，恐伤其营血也。

义 此言营虚不可发汗之法也。夫疮家营血必虚，大脓大血之后，若发其汗则血益虚，而筋无滋养而成痉也。

卫虚禁汗法第八十七

衄家，不可发汗，汗出必额上陷，脉紧急，直视不

能眴，不能眠。

注 （衄家）时常出衄之人也。（不能眴）目不能转动，左右视也。

讲 问曰：衄家发汗，何以必额上陷，脉紧急，直视不能眴，不能眠。

答曰：衄家，卫阳素弱之人也，卫虚不可发汗，汗则其阳益伤，阳伤则阳亡，故额上陷，脉紧急，直视不能眴，不能眠，俱亡阳症也。

义 此言卫虚不可发汗之法也。夫卫气属阳，头为诸阳之会，阳亡则头额之气下陷而重，气血混乱，阳气暴行而脉紧急，真阳虚脱而目直视，不能眴转，阳气尽浮，故不得眠也。

卫营虚禁汗法第八十八

亡血家，不可发汗，发汗则寒慄而振。

讲 问曰：何为亡血家?

答曰：如便血、吐血、崩中、金疮，素来血不足，颜色青白者，皆为亡血家也。

问曰：亡血家，何以不可发汗?

答曰：亡血家，卫营皆虚，故不可发汗，阴阳并亡，则寒慄而振。

义 此言卫营俱虚不可发汗之法也。夫亡血之人，其阴固虚，其阳亦随之而虚也。

阴虚禁汗法第八十九

汗家，重发汗必恍惚，心乱，小便已阴疼，与禹余粮丸。

注 （恍惚）心神昏瞀也。

讲 问曰：何为汗家？

答曰：素有盗汗、漏汗、或发汗之后、皆谓之汗家。

问曰：恍惚，心乱，小便已阴疼，何谓？

答曰：汗为少阴之气所化，伤其手少阴心阴则心乱，伤其足少阴肾阴则小便已阴疼也。

义 此言阴虚不可汗之法也。《经》曰心主汗，又曰肾主液，入心为汗，可知汗为少阴之阴气所化也，素来汗多者，真阴必虚，更发其汗益伤其阴，治宜养阴固表也（禹余粮方缺）。

阳虚禁汗法第九十

病人有寒，复发汗，胃中冷，必吐蛔。

讲 问曰：病人有寒发汗，何以吐蛔？

答曰：病人素有寒，寒多则阴旺阳衰，故不可汗，汗之亡阳，故吐蛔也。

义 此言阳虚不可发汗之法也。夫阳虚不可汗，为伤寒治表之主脑[①]，阳虚汗之，更伤其阳而阳亡也。则非理中、四逆不可救矣。

治法先后章第十二

汗下先后法第九十一

本发汗而复下之，此为逆也；若先发汗，治不为逆；本先下之而反汗之为逆；若先下之，治不为逆。

讲 问曰：当汗而下，当下而汗，皆为逆，何谓?

答曰：本当发汗而误下者，表邪下陷而伤其里也。本当下之而误汗者，里邪益盛而伤其表也，故曰为逆。

义 此言汗下有先后之法也。大凡治病必顺其邪气之趋向而定治法，否则邪纵去而正必伤也，如太阳之表病，其邪在皮肤之表者，即当从表而发其汗，使其邪由表而出，此为顺也。若不治其表而攻其里，表上之邪未去，里中之正被伤矣，故为逆也，如阳明里病，邪入腹内，已至腹内，又非从里而下解之不可，若误以发汗则里邪不去，表气反伤，故亦为逆也。

表里先后法第九十二

伤寒，医下之，续得下利清谷不止，身疼痛者，急

---

① 主脑：主旨；中心。《朱子语类》卷三四："盖上三句是个主脑，艺却是零碎底物事。"

当救里；后身疼痛清，便自调者，急当救表；救里宜四逆汤，救表宜桂枝汤。

讲　问曰：下利清谷不止，何谓？

答曰：下利清谷不止，阳明之里虚症也。

问曰：身疼痛，何谓？

答曰：身疼痛者，太阳之表症也。

义　此言表病里病有先后之治法也。上法汗下之先后，言太阳与阳明躯壳三阳表里实症之治法也。此法言太阳与阳明表里虚症之治法也，不可先汗而当救里，里和而后解表也。

标本先后法第九十三

病发热头痛，脉反沉，若不瘥，身体疼痛，当救其里，宜四逆汤。

讲　问曰：病发热头痛，何谓？

答曰：发热头痛，太阳标病也。

问曰：脉反沉，何谓？

答曰：脉反沉，少阴之里虚症也。

问曰：身体疼痛，何谓？

答曰：身体疼痛，言伤寒之症也。

义　此言太阳之标与少阴之本之治法也。夫病发热头疼，太阳之标病也，脉沉，少阴之本病也，然太阳标病见沉脉，邪气应罢，今邪不去而病不瘥，虽有伤寒之身疼痛，亦当四逆汤先救其里，不能舍本而治标也。

表里俱虚表和攻里法第九十四

太阳病先下之而不愈，因复发汗，以此表里俱虚，其人因致冒，冒家，汗出自愈，所以然者，汗出表和故也。得里未和，然后复下之。

讲　问曰：先下后汗，表里俱虚，何以致冒？

答曰：下伤其里则里虚也，汗伤其表则表虚也，表里俱虚，阴阳怫郁而作冒也。

问曰：冒家，何以汗出自愈。

答曰：冒家为阴阳不调之症也，欲调阴阳非使汗出不可，即桂枝汤治五十二法之理同也，汗出表和，再为治里。

义　此言表里俱虚，先治表后治里之法也。此法先师特假下，喻里虚，汗，喻表虚，复假冒，喻表里虚之症，再假汗出，喻调营卫也。夫表里并虚，可先治表而后治里；表里并实；亦先治其表而后治里也；如表实里虚，则当先里而后表；表虚里实，则当先表而后里也；表里停匀则亦先治表。

阴阳俱停先汗法第九十五

太阳病未解，脉阴阳俱停，必先振慄汗出而解；但阳脉微者，先汗出而解；但阴脉微者，下之而解，若欲

下之，宜调胃承气汤主之。

注 （阴阳俱停）表里停匀，不虚不实之谓也。

讲 问曰：脉阴阳俱停，何以必先汗出？

答曰：先解其表，不致表邪再传于里也。

问曰：阳脉微先汗，阴脉微先下，何谓？

答曰：微者，犹言有病之脉也，阳有病先治阳，阴有病先治阴之义也。

义 此言阴阳俱停先汗之法也。夫阴阳平均之病，当先解表，使里邪不致增剧之意也。总之，表盛先治表，里盛先治里，为治法之不二法门也。

半表里病例第四

半表里病阴阳邪表里经气传章第十三

营弱忌柴法第九十六

太阳病发热汗出者，此为营弱卫强，故使汗出，欲救邪风者，宜桂枝汤主之。

注、讲 俱见上。

义 此言营弱不可服柴胡之治法也。按自九十五节以上，皆言治表病之法，既详且尽。自此法以下，是论半表里病之治法也，夫半表里病居太阳、阳明二经之间，名曰阳枢，其邪可内可外，故其治法以一种不汗不下，可汗可下之大小柴胡也。按柴胡而曰大小，亦犹青龙之有大小也，服小柴胡能使其邪由里而达表，服大柴胡能使其邪由表而达里，一升一降，一上一下也，然柴胡为泻火之品，行血行气之方也，血虚而不可服小柴者，当以桂枝以调营，气虚不可服大柴者，当以建中以益卫，故桂枝、建中一列小柴之前，一列大柴之前也。

半表里病阴阳邪治法第九十七

伤寒五六日，中风，往来寒热，胸胁苦满，默默不欲饮食，心烦喜呕，或胸中烦而不呕，或渴，或腹中痛，或胁下痞硬，或心下悸，小便不利，或不渴，身有微热，或咳者，与小柴胡汤主之。

注 （往来寒热）寒热一往一来也，热退则恶寒，寒退又发热，即疟病之类是也。（默默）安静也，不语也。

讲 问曰：伤寒五六日，中风，何谓？

答曰：言伤寒之后，至五六日，阴终阳复之期，又中风邪，一阴一阳，寒热错杂而半表里病之所由起也。

问曰：往来寒热，何故？

答曰：太阳以恶寒为主症，阳明以恶热为主症，少阳介二经之间，出则为寒，入则为热，故寒来而热往，热来而寒往也。

问曰：胸胁苦满，何因？

答曰：胸胁为少阳经脉所过之地，邪在少阳经脉，故胸胁苦满也。

问曰：默默不欲饮食，何因？

答曰：少阳属相火，相火动而君火亦动，故神明困倦而默默不语也。不欲饮食者，少阳属胆，胆汁不下，饮食不能消化，饮食不消化，故不欲饮食也。

问曰：心烦，何因？

答曰：火郁于半表里，阳热盛则心烦。

问曰：喜呕，何因？

答曰：邪郁于半表里？下降于胃而作呕也。

问曰：或胸中烦而不呕，何因？

答曰：邪郁于半表里，上升于胸，故胸中烦闷而不呕也。

问曰：或渴，或腹中痛，何因？

答曰：火邪侵阳明，故渴而腹痛也。

问曰：或胁下痞硬，何因？

答曰：火邪侵厥阴，故胁下痞硬也。

问曰：或心下悸，小便不利，何因？

答曰：火邪侵少阴，故心下悸，小便不利也。

问曰：或不渴，身有微热，何因？

答曰：火邪侵太阳，故不见里症而见表症也。

问曰：或咳，何因？

答曰：火邪侵太阴，故咳也。

义 此言少阳经中风伤寒之治法也。夫少阳属相火，居于颈、胁半表半里之间，其邪无路可出，往往左冲右突而牵连他经，所以有七或之症，症虽有七或，而治法则以苦寒泻火，不表不里为主也。

表里经气传治法第九十八

血弱气尽，腠理开，邪气因入，与正气相搏结于胁下，正邪分争，往来寒热，休作有时，默默不欲饮食，脏腑相连，其痛必下，邪高痛下，故使呕也，小柴胡汤主之，服柴胡汤已渴者，属阳明也，以法治之。

注 （血弱气尽）即营虚卫虚也。（腠理）肌肤间之汗孔。（脏腑相连）指胆居肝。（痛）指病痛也。

讲 问曰：血弱气尽，腠理开，邪气因入，与正气相搏，何谓？

答曰：血弱气尽，腠理开，言气血皆虚之人，常汗孔开张而汗出，邪气因是而入半表里，与正气相搏击也。

问曰：正邪分争，往来寒热，休作有时，何谓？

答曰：正与邪争，正胜则气外出而热，邪胜则气内入而寒，故寒热休止动作，俱有时候也。

问曰：默默不欲饮食，何谓？

答曰：默默不欲饮食，相火内郁，君火内炎神昏，故默默。

问曰：脏腑相连，其痛必下，邪高痛下，故使呕也，小柴胡汤主之，何也？

答曰：胆居肝之内，故曰脏腑相连，相连则胆病传于肝经，邪由表传里，故曰其病痛必下，入于肝也。邪由表上高处下降，则邪气内降于胃而为呕，故以柴胡治之。

问曰：服柴胡汤已，渴者，何以为属阳明？

答曰：渴，为胃燥之症，服柴胡而渴，其邪由经气而入阳明，故以阳明之法治之。

义 此言少阳之邪有表里传、经气传之治法也。按六经皆有表里、经气之传，少阳之表里传，由少阳传入厥阴是也，经气传，由少阳传入阳明是也，又按经气传，本由阳明传少阳，因少阳居半表里，由半表里传里亦为经气传也。此地位上之关系，与太阳稍有出入也，传至阳明，可以下法治之矣。

三阳俱虚忌柴法第九十九

得病六七日，脉迟浮弱，恶风寒，手足温，医二三下之，不能食而胁下满痛，面目及身黄，颈项强，小便难者，与柴胡汤后必下重，本渴而饮水呕者，柴胡不中与也，食谷者哕。

讲 问曰：得病六七日，脉迟浮弱，恶风寒，手足温，何谓？

答曰：得病六七日，又值太阳主气之期，太阳之脉迟浮而弱，表虚也。恶风寒，外邪未罢也。手足温，里症未现也。

问曰：医二三下之，不能食而胁下满痛，面目及身黄，颈项强，小便难者，与柴胡汤后必下重，何故？

答曰：太阳表邪未罢而误下之，则伤其里而不能食。邪陷于半表里少阳之经，故胁下满痛，颈项强。少阳属胆，下，伤少阳则胆汁不能归囊，留于血中，故面目及身黄也。胆汁不降，木气不能疏泄而小便难也，如此少阳经虚之症，不能再与柴胡泻其半表里，故服之则后必下重，肝气下陷也。

问曰：本渴而饮水呕者，何以柴胡不中与也，食谷者哕？

答曰：本渴而饮水呕者，阳明胃中虚寒也，若与柴胡，其胃益虚，故食谷则哕矣。

义 此言三阳经俱虚，不可与柴胡之法也。按三阳经虚，所以不可用柴者，因柴胡为太阳阳明之混合药，能治表里间之邪热，然实症可用，而虚症不可用也，若虚症而误用之，必成太阳之表虚，阳明之里虚，少阳之半表里虚症也。

阳枢经病治法第一百

伤寒四五日，身热恶风，颈项强，胁下满，手足温而渴者，小柴胡汤主之。

讲 问曰：伤寒四五日，身热恶风，何谓？

答曰：伤寒，阴邪也。四五日，阴经主气之期也，阴邪值阴经而忽化为身热恶风之阳症，则成寒热之病矣。

问曰：颈项强，胁下满，何谓？

答曰：颈项近表也，胁下近里也，今颈项强，胁下满，则邪已传于半表里之间矣。

问曰：手足温而渴者，何谓？

答曰：手足温，无阴症也。渴者，有阳症也，故可与柴胡治之。

义 此言阳枢经病之治法也。夫少阳之病，为太阳之寒与阳明之热所合成，故为往来寒热，此法由伤寒值阴期而化阳症；恶风是一阴一阳，亦能化生半表里病也；半表里之经病，即太阳之颈项强与阳明之胁下满所合成，然寒热不分之病，又不能与阴经混合，混合则成半表里病矣，故又须无手足厥逆之少阴症，而当有口渴之少阳症，方可用小柴胡也。

阳枢气病治法第一百零一

伤寒，阳脉濇，阴脉弦，法当腹中急痛者，先与小建中汤，不瘥者，与小柴胡汤主之。

讲 问曰：阳脉濇，阴脉弦，何以法当腹中急痛？

答曰：阳脉濇，阳气虚也。阴脉弦，阴血实也。阳主表，阴主里，阳衰阴盛则病在里而腹痛也。

问曰：先与小建中汤不瘥者，与小柴胡汤，何谓？

答曰：即先补其气后泻其血也。

义 此言阳枢气病之治法也。按柴胡为攻营之药也，建中为益卫之药也，阳气虚而阴血实之症，亦可先补其气，后泻其血。然有气实之病，则又不可建中矣。

经气俱病治法第一百零二

伤寒中风有柴胡症，但见一症便是，不必悉具。

讲 问曰：伤寒中风有柴胡症，但见一症便是，不必悉具，何谓？

答曰：伤寒中风，若邪传半表里，风已伤卫，寒已伤营，营卫俱病，七或中，但有一症已是，为少阳之枢，即可以柴胡服之，不必七或之症悉具也。

义 此言经气俱病之少阳症也。按此法仲圣特假风寒为营卫并病之柴胡症，柴胡之七或，本无一定，故现一症便是柴胡症也。

误治未更已变治法第一百零三

凡柴胡汤病症而下之，若柴胡证不罢者，复与柴胡汤，必蒸蒸而振，却发热汗出而解。

讲 问曰：柴胡症下之，复与柴胡汤，何以必蒸蒸而振，发热汗出而解？

答曰：半表里，太阳阳明之界也，下之则邪陷入里，欲使里邪仍从外出，故必有大寒大热之振动而始能见表上之发热汗出也。

义 此言误治之后，仍可与柴胡之法也。按桂枝之误治后，可否仍与桂枝，以气上冲不上冲为断，观此柴胡亦然，故曰柴胡症不罢者，复与柴胡汤。

卫虚忌柴法第一百零四

伤寒二三日，心中悸而烦者，小建中汤主之。

讲 问曰：伤寒二三日，心中悸而烦，何以不用柴胡而用建中？

答曰：伤寒二三日，正值阳明少阳主气之期，当发现口苦咽干，腹满，谵语诸症，今见心中悸而烦者，阳气虚弱之症也，阳虚不可用柴胡，故以小建中汤主之。

义 此言卫虚不可用大柴，当以小建中之法也。按上法营虚不可以小柴，而以桂枝以调营。此法卫虚不可以大柴，而以建中以益卫，观此二方之治法，可推想小柴之能攻营，大柴之能破卫也。

表里传治法第一百零五。

太阳病过经十余日，反二三下之，后四五日，柴胡症仍在者，先以小柴胡汤，呕不止，心下急，郁郁微烦者，为未解也，与大柴胡汤，下之则愈。

讲 问曰：太阳病过经十余日，反二三下之，后四五日，柴胡症仍在者，何以先以小柴胡汤？

答曰：表病十余日，又值少阴厥阴之期也，反二三下之，则邪陷于半表里，后四五日，又值少阴之期，其邪不传他经，仍在少阳者，仍可以小柴治之也。

问曰：呕不止，心下急，郁郁微烦者，何故？

答曰：呕不止，心下急，郁郁微烦，为少阳之邪传入厥阴也。

义 此言少阳之邪传入厥阴者也。按上法小柴之表里传，有法而无治。此法与下法之表里经气传，有法并有治也。夫表邪下陷则少阳受之，少阳之邪传里则厥阴受之，然厥阴之治法与少阳又大同小异，因肝胆皆属木，而脏腑相连故也。

经气传治法第一百零六

伤寒十三日不解，胸胁满而呕，日晡所发潮热，已而微利，此本柴胡症，下之而不得利，今反利者，知医与丸药下之，非其治也。潮热者，实也，先宜小柴胡汤以解外，后与柴胡加[1]芒硝汤主之。

注 （日晡所）黄昏申、酉、戌之时候也。（潮热）每日发热有一定时刻，如潮之有信也。

① 加：原作“如”，其下“讲”之“问曰”中作“加”，今据改。

讲 问曰：伤寒十三日不解，何谓？

答曰：伤寒十三日，又值太阳主气之期而病不解也。

问曰：胸胁满而呕，何谓？

答曰：胸胁满而呕，邪已由太阳而入少阳也。

问曰：日晡所发潮热，已而微利，何故？

答曰：潮热微利，邪已由少阳传入阳明也。

问曰：此本柴胡症，下之而不得利，今反利者，知医以丸药下之，非其治也，何谓？

答曰：此胸胁满之症，本为少阳之柴胡症也，柴胡症虽下之而不得其大便之利，惟丸药徒攻其胃而胃气下趋而利，其邪亦乘虚而入也。

问曰 潮热者，实也，先宜小柴胡汤以解外，后以柴胡加芒硝汤主之，何也？

答曰 潮热为阳明之实症，实症本当下之，因半表里之邪未解，故以柴胡先解其太阳之外邪，再以柴胡加芒硝后攻阳明之里邪也。

义 此言邪传经气之治法也。上法之表里传，仍可以柴胡治之者，因肝胆相连，脏腑同气故也。此法经气传则解外之后，方可再为攻里也。

里经热结治法第一百零七

伤寒十三日不解，过经谵语者，以有热也，当以汤下之；若小便利者，大便当硬而反下利，脉调和者，知

医以丸药下之，非其治也；若自下利者，脉当微厥，今反和者，此为内实也，调胃承气汤主之。

讲 问曰：伤寒十三日不解，过经谵语者，以有热也，当以汤下之，何谓？

答曰：伤寒十三日不解者，已过二经，又值太阳传阳明之期也。谵语者，阳明热症也，表里俱热，须以汤药下之，以荡涤其脏脏之邪热而热方退也。

问曰：若小便利者，大便当硬而反下利，脉调和者，知医以丸药下之，非其治也，何谓？

答曰：小便利，大便当硬者，津液去则当成燥也，而反下利，脉调和者，非自下利，而误以丸药攻下之所致也。

问曰：若自下利，脉当微厥，何谓？

答曰：自利为阴盛，阴盛必阳微而厥冷也。

问曰：今反和者，此为内实也，调胃承气汤主之，何谓？

答曰：自下利，脉当微而阳虚，今下利，脉反和者，阳实也，故可以承气下之。

义 此言热结阳明之治法也。按上法之伤寒十三日不解，胸胁满，日晡所发潮热，为枢邪传里而未归腑，热未潮而不可下之。此法之伤寒十三日不解，过经谵语，为枢邪已尽入里，阳明与太阳脱离关系，故可直下之也。

表经热结治法第一百零八

太阳病不解，热结膀胱，其人如狂，血自下，下者愈，其外不解者，尚未可攻，当先解外，外解已，但少腹急结者，乃可攻之，宜桃核承气汤方。

注 （狂）妄言不休也。（少腹急结）少腹硬结而胀急也。

讲 问曰：太阳病不解，热结膀胱，其人如狂，血自下者，愈，何谓？

答曰：表病不解，火热太盛，其邪传入太阳之里，结之膀胱者，血随邪陷，积结膀胱，其血自随小便而下，下者，其有路可出，故曰愈也。

问曰：其外不解者，何以尚未可攻？

答曰：与阳明之法同也，外未解而攻里，则里未实而里受伤也。

问曰：当先解外，外解已，但少腹急结者，乃可攻之，何谓？

答曰：表病不可下之，故先去其表邪，表去再为攻里，则汗、下分明，表里之气皆不受伤也。

义 此言火热结于太阳之里之法也。按少阳居太阳、阳明两经之间，火热太盛，往往内侵阳明，外伤太阳，故先师立热结三条，以区别之，比例之，有调胃承气、桃核承气和表病桂麻，之外有白虎、真武等同也。

半表里热结治法第一百零九

伤寒八九日，下之胸满烦惊，小便不利，谵语，一身尽重，不可转侧者，柴胡加龙骨牡蛎汤主之。

讲　问曰：伤寒八九日，下之胸满烦惊，小便不利，谵语，一身尽重，不可转侧，何故？

答曰：伤寒表病，正值阳明、少阳主气之期，误下之则邪陷于半表里，烦惊，小便不利，谵语，热结于里也。胸满。一身尽重热结于表也。

义　此言热结半表里之治法也。按表邪误下，必陷入里，入而未尽入，则成半表里之相火为病也。然相火虽热结而不能用桃核之泻血，调胃之攻气也，故仍以柴胡泻火，复加龙蛎甘平咸平寒之品，引火下降由里而解也。

木侮土治法第一百十

伤寒腹满，谵语，寸口脉浮而紧，此肝乘脾也，名曰纵，刺期门。

注　（乘）驾也，胜也。（纵）顺也。

讲　问曰：伤寒腹满，谵语，何症？

答曰：脾胃土病也。

问曰：寸口脉浮而紧，何脉？

答曰：浮为表脉，紧为肝脉也。

问曰：何谓此肝乘脾名曰纵？

答曰：木邪太盛则去克土而脾胃受邪，故腹满，谵语也。木克土其理顺，故曰纵。

问曰：刺期门，何谓？

答曰：泻其肝木制脾之敌也。

义 此言木邪侮土之治法也。少阳为半表里。其于五行中为胆，为甲木，肝为乙木，往往肝胆之病相互同类，以其母子相依故也，此法为木邪太盛侵于土，则泻其木敌而土围自解，病自除也。

木侮金治法第一百十一

伤寒发热，啬啬恶寒，大渴欲饮水，其腹必满，自汗出，小便利，其病欲解，此肝乘肺也，名曰横。刺期门。

讲 问曰：伤寒发热，啬啬恶寒，何谓？

答曰：肺主皮毛，主卫，肺受邪亦为发热，啬啬恶寒也。

问曰：大渴欲饮水，其腹必满，何故？

答曰：肺金失职则津液不生，故大渴水道不利，故饮水而腹满也。

问曰：自汗出，小便利，其病欲解，何谓？

答曰：汗出，小便利，肺气通利，津液调和，故病解也。

问曰：此肝乘肺也，名曰横，刺期门，何谓？

答曰：肝木之气太盛则侮及肺金，金受木侮，其道逆而不顺，故曰横也。亦刺泻其肝气则金围被解矣。

义 此言木侮金之治法也。按木为将军之官，怒则横暴，虽素所制，已反而制他也气，实当泻，亦刺期门也。

半表里病救误禁误治法例第五

火误诸伤禁误治法章第十四

火伤阳阖法第一百十二

太阳病二日，反[①]躁，反熨其背而大汗出，火热入胃，胃中水竭，躁烦必发谵语，十余日振慄，自下利者，此为欲解也，故其汗，从腰以下不得汗，欲小便不得，反呕，欲失溲，足下恶风，大便硬，小便当数而反不数及多，大便已，头卓然而痛，其人足心必热，谷气下流故也。

讲 问曰：太阳病二日反躁，反熨其背而大汗出，火热入胃，胃中水竭，燥烦必发谵语，何谓？

答曰：太阳病二日，正值阳明主气之期，阳明当以

① 反：通“昄”。大。《说文·日部》：“昄，大也。”

寒凉泻之，若反以火熨其背，大汗出而津液去，胃中水竭，燥气益盛，故烦躁而发谵语也。

问曰：十余日振慄，自下利者，此为欲解也，何谓？

答曰：十余日，阴经主气之期，胃阴回复而自下利者，阳燥已去，故为欲解也。

问曰：故其汗，从腰以下不得汗，何故？

答曰：火性上炎，热气外泄，故汗出在腰以上，腰以下则无汗也。

问曰：欲小便不得，反呕，何谓？

答曰：反呕，胃气上逆，胃气上逆，故欲小便不得也。

问曰：欲失溲，足下恶风，何谓？

答曰：失溲则中气不摄，不摄，故足下恶风也。

问曰：大便硬，小便当数，而反[①]不数及多，何谓？

答曰：非阳明燥热之大便硬，故小便不数及多也。

问曰：大便已，头卓然而痛，其人足心必热，谷气下流，何谓？

答曰：大便已，胃气下泄，下泄则上痛也，头上痛则足下又热，足下热，亦因胃气下降故也。

---

① 反：原作“及”，据原文改。

义 此言火伤阳明之法也。夫阳明属燥金，邪自化燥者，则胃家皆实也。今燥病为火逼成燥与邪化燥之理回别，故其气上逆则下不利，下趋则上不利也。

火伤阳开法第一百十三

太阳病中风，以火劫发汗，邪风被火热，血气流溢失其常度，两阳相熏灼，其身发黄，阳盛则欲衄，阴虚则小便难，阴阳俱虚竭，身体则枯燥，但头汗出，剂颈而还，腹满微喘，口干咽烂，或不大便，久则谵语，甚者至哕，手足躁扰，捻衣摸床，小便利者，其人可治。

讲 问曰：太阳病中风，以火劫发汗，邪风被火热，血气流溢失其常度，何谓？

答曰：阳邪表病，再以火劫其汗，则邪热益盛，而营卫流溢而为太阳之火病也。

问曰：两阳相薰灼，何以其身发黄色？

答曰：太阳、阳明俱有火邪，则营卫受热煎熬而变坏，故身发黄也。

问曰：阳盛则欲衄，阴虚则小便难，阴阳俱虚竭，身体则枯燥，何也？

答曰：阳盛火旺，火逼血妄行，故衄。阳盛则阴虚，阴虚则津液涸，故小便难也。阴阳俱虚竭则营卫俱败，故身枯燥也。

问曰：但头汗出，剂颈而还，何谓？

答曰：太阳之坏症也。

问曰：腹满微喘，口干咽烂，或不大便，久则谵语，甚者至哕，手足躁扰，捻衣摸床，何谓？

答曰：阳明之坏症也。

问曰：小便利者，其人可治，何谓？

答曰：火虽伤阳而阴气未竭，故可治也。

义 此言火伤太阳之表气而化燥病者也，夫卫者，阳也。营者，阴也。太阳之营卫被火劫伤，则营卫之阴阳俱竭，阳亢阳亡亦成燥金坏病，故有种种现象也，然阳虽盛而阴未尽绝者，仍属可治，阴气已绝、未绝，又以小便难、利为断也。

火伤阳枢法第一百十四

伤寒脉浮，医以火迫劫之亡阳[1]，必惊狂，起卧不安者，桂枝去芍药加蜀漆牡蛎龙骨救逆汤主之。

讲 问曰：伤寒脉浮，医以火迫劫之亡阳，必惊狂，起卧不安者，何故？

---

① 亡阳：亡，外出；出门；丢失；丧失；灭亡；败亡。《论语·阳货》："阳货欲见孔子，孔子不见，归孔子豚。孔子时其亡也，而往拜之。"邢昺疏："孔子时其亡而往拜之者，谓伺虎不在家时而往谢之也。"《庄子·骈拇》："臧与谷二人相与牧羊，而俱亡其羊。"《史记·司马穰苴列传》："〔穰苴〕于是追击之，遂取所亡封内故境而引兵归。"《左传·庄公六年》："亡邓国者，必此人也。"《孟子·离娄上》："暴其民甚，则身弑国亡。"唐·韩愈《送孟东野序》："楚，大国也，其亡也，以屈原鸣。"亡阳，此指阳气浮于外。并非指手足厥逆之亡阳证。

答曰：伤寒脉浮，当汗之症也，当汗误火则阳亡，伤其少阳之气，故惊狂，起卧不安也。

义 此言火伤阳枢之治法也。按病在太阳，无论何邪不能以火劫之，若被火而伤阳枢者，其阳必亡，其气必浮，亡阳气浮之症，非以桂枝去芍使其直上于表，加蜀漆蛎龙以挽救其将亡之阳，无以镇胆气之惊狂也。

火伤阴开法第一百十五

形作伤寒，其脉不弦紧而弱，弱者，必渴，被火者，必谵语，弱者，发热，脉浮解之，当汗出，愈。

讲 问曰：形作伤寒，其脉不弦紧而弱，何谓?

答曰：形作伤寒，其脉不弦紧而弱，似伤寒而实非伤寒也，而太阴肺气为病，故其脉不紧而弱也。

问曰：弱者，必渴，被火者，必谵语，何谓?

答曰：弱者，属太阴，太阴肺金之病，则作渴，若加以火劫则液伤而化燥，故必谵语也。

问曰：弱者，发热，脉浮解之，何以当汗出?

答曰：弱者，属太阴，太阴主皮毛与太阳表，解之理同，故发热脉浮汗之即愈也。

义 此言火伤太阴之治法也。按太阴属肺。肺主皮毛。故其伤邪似太阳之伤寒也，然其所以不同者，一为脉弦紧，一为脉弱，而其治法则又与发汗之药，因太阴为阴之表，其邪亦当由外而出也。

火伤阴阖法第一百十六

太阳病，以火薰之不得汗，其人必躁，到经不解，必圊血，名为火邪。

讲 问曰：太阳病，以火薰之不得汗，其人必躁，到经不解，必圊血①，名为火邪，何谓？

答曰：太阳表病，以火薰之不汗出，则伤其厥阴之里气，火热入里则相火内炽而成躁，久不愈则伤血，故圊血，名为火邪之病也。

义 此言火伤厥阴之法也。表病误火不愈，则伤及其里，而相火内炽致成下血协热之症也。

火伤阴枢法第一百十七

脉浮，热甚，反灸之，此为实，实以虚治，因火而动，必咽燥，唾血。

讲 问曰：脉浮热甚，反灸之，此为实，实以②虚

---

① 圊血：圊，厕所；排除。“圊”，通“清”。《释名·释宫室》：“厕，或曰圊，言至秽之处宜常修治使洁清也。”《广雅·释宫》：“圊，厕也。”《新唐书·叛臣传下·高骈》：“骈之自将出屯也，突将乱，乘门以入，骈匿于圊，求不得。”汉·张仲景《伤寒论·辨厥阴病脉证并治全篇》：“下利脉数而渴者，令自愈；设不差，必圊脓血，以有热故也。”圊血，指大便下血。《荀子·王制》：“修采清，易道路。”汉·应劭《风俗通·怪神·世间多有精物妖怪百端》：“女孙年三四岁亡之，求不能得，二三日乃于清中粪下啼。”参见本书 361、365 条：“必清脓血。”

② 以：原作“与”，据原条文改。

治，因火而动，必咽燥唾血，何谓？

答曰：表病误火，伤其少阴之气，少阴之气上通于咽，故咽燥唾血也。

义 此言火伤少阴之气之法也。按少阴与太阳为表里，伤其表气火热入里，则阴气被劫，阴伤则唾血也。

火伤里阴法第一百十八

微数之脉，慎不可灸，因火为邪，则为烦逆，追虚逐实，血散脉中，火气虽微，内攻有力，焦骨伤筋血，难复也。

讲 问曰：微数之脉，慎不可灸，灸则焦骨伤筋，何谓？

答曰：微数之脉，少阴虚之脉也，灸则伤阴液、血、骨髓俱枯而肾阴难复矣。

义 此言里阴虚不可灸之法也。夫心主血，而肾主液，血、液俱伤，则里阴俱竭，心血亏而烦逆，肾液涸而骨枯也。

火伤表阳法第一百十九

脉浮，宜以汗解，用火灸之，邪无从出，因火而盛，病从腰以下必重而痹，名火逆也，欲自解者，必当先烦，乃有汗出而解，何以知之？脉浮，故知汗出解也。

讲 问曰：脉浮，宜以汗解，用火灸之，邪无从出，病从腰以下必重而痹，名火逆也。何谓？

答曰：脉浮，太阳之表病也，故宜汗解之，若用火灸之，则伤其表阳而汗不出，其邪无路可出，反降于下，故天枢以下之营卫凝痹不通也。因火所误，故名火逆。

问曰：欲自解者，必当先烦，乃有汗出而解，何谓？

答曰：欲身半以下之营卫流通，必其阳气上升而后可，故当先烦，烦，阳升之兆也，阳升则汗出也。

义 此言病在太阳不可以火治之法也。按汗法用火。最易误人气血被迫，往往成为枯痿之病，是以表病仍必从表解为安也。

阳表伤治法第一百二十

烧针，令其汗，针处被寒，核起而赤者，必发奔豚，气从少腹上冲心者，灸其核上各一壮，与桂枝加桂汤，更加桂二两。

讲 问曰：烧针令其汗，针处被寒，核起而赤者，必发奔豚，气从少腹上冲心，何谓？

答曰：烧针令汗出，只能散局部之邪，然针处因火热散后，毛孔开张，寒气复入，聚结不散，引动其少腹之气上冲于心，若豚之奔状也。

问曰：烧针误后起赤核，仍以火灸，何谓?

答曰：此即所谓治局部之寒气之法也。

义 此言火伤太阳之表之治法也。夫火法能亡阳，上已言之，然对于局部受寒者，灸之又可以散其寒气，故此法以灸治其标寒，以桂枝加桂治其本气也。

阳里伤治法第一百二十一

火逆下之，因烧针烦躁者，桂枝甘草龙骨牡蛎汤主之。

讲 问曰：火逆下之，因烧针烦躁者，何故?

答曰：因烧针以致火逆之症，下之益伤其阳气而烦躁也。

义 此言火伤阳里之治法也。夫烧针之逆症，总以回阳为主，若误下之，亦非其治也，且益虚其阳，必扶阳之中加以镇纳，始能救之也。

阴阳邪忌火法第一百二十二

太阳伤寒者，加温针，必惊也。

讲 问曰：太阳伤寒，加温针，必惊也，何故?

答曰 太阳，犹言阳邪也。伤寒，阴邪也。阴阳邪当汗，误以火，则伤其半表里，故惊也。

义 此言表上之阴阳邪不可用火之总法也。按仲师结尾一法特表明，表病无论邪之阴阳，总当发汗，不可以火治，火治则必成惊，而成少阳相火之症也。

吐误诸伤禁误治法章第十五

吐伤阳气法第一百二十三

太阳病，当恶寒发热，今自汗出，不恶寒发热，关上脉细数者，以医吐之过也，一二日吐之者，腹中饥，口不能食，三四日吐之者，不喜糜粥，欲食冷食，朝食暮吐，以医吐之所致也，此为小逆。

讲 问曰：太阳病吐之，何以汗出，不恶寒，发热，关上脉细数？

答曰：吐者，其百节之气皆上逆，亦能解表，故外症自罢，然外症虽罢而里气已伤，故关上脾胃之脉细数矣。

问曰：一二日吐之，腹中饥，口不能食，何谓？

答曰：一二日太阳、阳明主气之期，病仍在表，吐之只伤其阳明之气，故但口不能食而已、其消化力未伤、故腹中仍饥。

问曰：三四日吐之，不喜糜粥，欲食冷食，朝食暮吐，何故？

答曰：三四日少阳、太阴主气之期、少阳、太阴俱不可吐，吐则大伤其气，而糜粥竟不能消化，欲食冷物，朝进食而夕即吐出，脾胃已伤，消化力全失也。

义 此言吐伤其胃阳之法也。按吐法，本治胸中之痰积及胃中之食积，而风寒在表亦有吐之而愈者，然总非正治之法也故此法表虽解而胃已伤，在阳经吐之虽伤犹轻，若在三阴吐之，则必成亡阳之症也。

吐伤阴血法第一百二十四

太阳病吐之，但太阳病当恶寒，今反不恶寒，不欲近衣者，此为吐之内烦也。

讲 问曰：太阳病吐之，不恶寒，不欲近衣，何故？

答曰：表病吐之伤其阴，则阴虚而阳盛，阳盛则不欲近衣，故不恶寒也。

问曰：此为吐之内烦也，何故？

答曰：阴虚则阳盛，故烦也。

义 此言吐伤阴血之法也。按上法吐伤其阳气则成亡阳之症，此法吐伤其阴血则成亡阴之症也，但亡阳有亡阳之见症，即胃反是也。亡阴之见症，内烦是也。

虚寒作吐法第一百二十五

病人脉数，数为热，当消谷引食而反吐者，此以发汗，令阳气微，膈气虚，脉乃数也，数为客热不能消谷，以胃中虚冷，故吐也。

讲 问曰：病人脉数，数为热，当消谷引食，何谓？

答曰：数为热，亦有虚实也，数而见热症则为实数，而见寒症则为虚也。

问曰：脉数而吐者，何也？

答曰：因发汗，伤其胃阳，阳气衰微则胃中冷，故吐也。

义 此言胃寒作吐之法也。按胃气下降则大便通利而为平人。若胃气不降而上逆作吐则为病，病有虚实，故吐亦有寒热也，寒者，温之，热者，又当清之，所以仲景治吐有理中、四逆与大黄甘草、调胃等法。

实热作吐法第一百二十六

太阳病过经十余日，心下温温欲吐而胸中痛，大便反溏，腹微满，郁郁微烦，先此时自极吐下者，可以调胃承气汤，若不尔者，不可与，但欲呕，胸中痛，微溏者，此非柴胡症，以呕，故知极吐下也。

讲 问曰：太阳病过经十余日，心下温温欲吐而胸中痛，大便反溏，腹微满，郁郁微烦，何也？

答曰：表病过经十余日，心下温温欲吐，邪已传入于里也。胸中痛，邪未归府也。大便反溏，腹微满，郁郁微烦者，邪在半表里之间而未化燥，邪气下侵于胃故也。

问曰：先此时自极吐下者，可与调胃，若不尔者，不可与，何也？

答曰：温，心下温欲吐，大便反溏，起先未曾用吐下药，而自己忽然极吐下者，为邪强侵里之病，故可下，若非其自吐下而为药，误吐，下之病，则恐非实热而为虚寒，故不可与也。

问曰：但欲呕，胸中痛，微溏，何以此非柴胡症？

答曰：但欲呕，胸中痛，微溏，似柴胡症而实非也，因呕为胃气上逆之呕，非木郁之呕也。

义 此言实热作吐之治法也。寒热俱能作吐，上法已详言之，然因误治而致吐者多虚寒，非误治而自吐者，多实热，此又为仲圣辨吐虚实之一法也。

里病例第六

表病里传阴阳邪结下部章第十六

卫热结血治法第一百二十七

太阳病六七日，表证仍在，脉微而沉，反不结胸，其人发狂者，以热在下焦，少腹当硬满，小便自利者，下血乃愈，所以然者，以太阳随经瘀热在里故也，抵当汤主之。

讲 问曰：太阳病六七日，表症仍在，脉微而沉，反不结胸，其人发狂者，何也？

答曰：太阳之邪，仍在本经未传他经，故表症仍在，其邪循太阳之经入于膀胱为蓄血，故发狂也。

问曰：邪热在下焦，何以少腹当硬满？

答曰：血结膀胱，膀胱作胀故也。

问曰：小便自利者，何以下血乃愈？

答曰：因少腹硬满，水道不利，亦有是症，故小便利者，非水蓄，而为血蓄，故曰下其血乃愈也。

问曰：太阳之邪随经入里，何以用抵当汤？

答曰：瘀热蓄血在里，里病不可再由表解，故以抵当汤下之。

义 此言太阳卫热太盛结血之治法也。按太阳有表症，亦有里症，表症在头项，里症在少腹，少腹之病，又当下之，因水而胀者，利其水可也。因血而胀者，下其血可也。此法以下凡四法三条，言血一条，言水皆太阳之里病也。

营热结血治法第一百二十八

太阳病身黄，脉沉结，少腹硬，小便不利者，为无血也。小便自利，其人如狂者，血症谛也，抵当汤主之。

讲 问曰：太阳病身黄，脉沉结，少腹硬，小便不利者，何以为无血？

答曰：太阳病身黄，亦伤血也。脉沉结，少腹硬，病亦在里也，然小便不利者，为水道不通之病，非血症也。

问曰：小便自利，其人如狂者，何以血证谛也？

答曰：小便利，则少腹之硬，非蓄水，而为蓄血也。

义　此言太阳营热结血之治法也。按上法热在卫，卫热则血亦伤。此法热在营，营热亦能伤血也。二法辨血之法，俱以小便利与不利为断也。

营卫俱热结血治法第一百二十九

伤寒有热，少腹满，应小便不利，今反利者，为有血也，当下之，不可余①药，宜抵当丸。

讲　问曰：伤寒有热，少腹满，应小便不利，今反利者，为有血也，何谓？

答曰：寒邪伤营，营有热，卫亦浮，阳邪随经入里，固能成蓄血，阴邪亦能化热，而入里成蓄血也。辨血与水，亦以小便利、不利为断。

问曰：当下之，何以不用汤而用丸？

答曰：汤力雄猛，可治阳邪之重症，丸力和缓，可治阴邪之轻症也，无论丸、汤，总以症之轻重为别。

义　此言营卫俱有热而成蓄血之治法也。按上二法，俱阳病而成蓄血，其病重，其药雄。此法以阴邪化

① 余：其他的。

热，而亦随经入里成蓄血，其病轻，其药亦轻，由反面观之，阳邪之轻症，亦当以丸，阴邪之重症，何不以汤也？

邪结水府法第一百三十

太阳病小便利者，以饮水多，必心下悸，小便少者，必苦里急也。

讲 问曰：太阳病小便利者，何以饮水多，必心下悸？

答曰：小便利者，饮水多，膀胱之水道虽通而无病，而少阴之心脏，必有停饮之患也，故心下悸。

问曰：小便少者，何以必苦里急？

答曰：小便少者，膀胱之气不化也，若饮水，必少腹里急而有胀满之症矣。

义 此言太阳蓄水之法也。邪随经入里，蓄血之症上数法已详言之。此法特以水道不利为蓄水，非蓄血，辨症明白，治法不同，先师作太阳里病四条而区别之也。

表病里传阳结上部章第十七

结胸脏结治法第一百三十一

问曰：病有结胸，有脏结，其状何如？答曰：按之痛，寸脉浮，关脉沉，名曰结胸也。何谓脏结？答曰：

如结胸状，饮食如故，时时下利，寸脉浮，关脉小细沉紧，名曰脏结，舌上白苔滑者，难治。

讲　问曰：结胸，何以按之痛，寸浮关沉？

答曰：胸中为上部，邪结于胸，故按之痛，脉法曰：寸侯上焦，关侯中焦，今邪侵于胸，胸中气盛则脉浮，中焦亦受邪气之下侵，正气不得上达，故脉沉也。

问曰：脏结，何以如结胸状，饮食如故，时时下利，寸脉浮，关脉小细沉紧？

答曰：脏结，邪由驱壳之三阳而传五脏之三阴也，表邪传里，先至胸部，故亦胸痛，饮食如故，邪不在胃也。时时下利，肝气下侵于脾也。寸脉浮，邪在胸也。关脉小细沉紧，邪在肝经也。

问曰：舌上白苔滑者，何以难治？

答曰：舌上白苔滑者，阴寒太盛，温之不可，攻之不能，邪盛正衰，故为难治也。

义　此言结胸、脏结症侯脉象之法也。按结胸，阳症也。脏结，阴证也。阳症可攻，阴症不可攻也。盖结胸之邪为里病之初步，虽属里症，为里中之表也，其邪未归阳明之府，不可以承气，宜以大黄、芒硝、葶苈、甘遂、苦杏、半夏、括搂实等泻其胸中之邪，以承气攻之，反伤其里而胸邪未必即退也。按脏结，虽亦为上部之病，而其邪不传入腑而传于脏，入脏其病日深，其症日险，若传脏而能化燥，虽险犹可攻之，否则阴格之症立而可待，最可怕者，莫为舌苔白而滑腻，此为纯阴无阳之症，将成舌糜故曰难治。

脏结忌攻法第一百三十二

脏结无阳症，不往来寒热，其人反静，舌上苔滑者，不可攻也。

讲 问曰：脏结无阳症，不往来寒热，其人反静，舌上苔滑者，何以不可攻？

答曰：无阳症，即厥阴之邪不从少阳枢转而无往来寒热之症，其人反静是也。舌上胎滑，亦即无阳之症，故不可攻也。

义 此言脏结无阳忌攻之法也。按脏结邪入肝脏，肝为至阴之地，其邪能从枢转而出少阳者，阴中尚含阳气，可以下法治之也；若不从枢转，下陷于脾，或肾，则邪已深入，难施攻下，故难治也。

阴阳误下成结胸痞法第一百三十三

病发于阳而反下之，热入因作结胸。病发于阴而反下之，因作痞，所以成结胸者，以下之太早故也。

讲 问曰：病发于阳而反下之，热入因作结胸，何谓？

答曰：病发于阳，其病发生于中风之阳邪也，阳热入里则成结胸也。

问曰：病发于阴而反下之，因作痞，何谓？

答曰：病发于阴，其病发生于伤寒之阴邪也，阴寒入里则成痞满也。

义 此言阴阳邪误下成结胸、痞满之法也。夫太阳表病，无论是风是寒，总当发汗而不可下之，不但表病不可下，即邪传入里而未归府者，亦不宜下，若下之太早，致成结胸、结痞之症也。按结胸与痞之分别，不在于胸腹而在痛与不痛，结胸有六经轻重之不同，结痞亦有六经气水之各异，结胸之外，有假结胸症，结痞之外亦有假结痞之症也。

邪结于经法第一百三十四

结胸者，项亦强，如柔痉状，下之则和，宜大陷胸丸方。

讲 问曰：结胸症，何以项亦强，如柔痉状，下之则和？

答曰：结胸症，仍在表里之间，其邪由皮毛而入经脉，由头而至胸，故亦项强如痉之状也，下之则邪由内解而人体平和也。

义 此言结胸之经病也。结胸之经病，邪在经，经脉受热刑，则津液亡而成痉，但其邪已化热，再不能以汗解之，惟有内降一法为最妥。

邪结于气法第一百三十五

结胸症，其脉浮大者，不可下，下之即死。

讲 问曰：结胸症，其脉浮大者，何以不可下？

答曰：结胸症，脉浮大者，邪在卫气也，卫气伤邪，当破其气，故不可下也。

义 此言结胸邪在气之法也。夫结胸之脉，当寸浮而关沉，若其脉浮而且大，卫气外浮，以利气之法为宜，不能以下法治之，下之则营血益虚，卫气益盛，故曰下之则死。

邪结经气法第一百三十六

结胸症悉具，烦躁者，亦死。

讲 问曰：结胸症悉具，何以烦躁亦死？

答曰：结胸症悉具，经气俱病也，经气俱病而烦躁者，邪传少阴也，少阴不可下，故死也。

义 此言经气俱病之法也。夫结胸经气俱病。其邪甚盛，邪盛传里，下之则伤阴，温之又伤阳，下文虽有小结胸病，而其治法则用小陷胸汤，且其邪在心下，心下为少阴之表，故可下之，若传里之烦躁，为入脏之症，虽小陷胸而不能用也。

邪结阳开治法第一百三十七

太阳病，脉浮而动数，浮则为风，数则为热，动则为痛，数则为虚，头痛发热，微盗汗出而反恶寒者，表未解也，医反下之，动数变迟，膈内拒痛[①]，胃中空虚，客气动膈，短气烦躁，心中懊侬，阳气内陷，心下因硬，则为结胸，大陷胸汤主之。若不结胸，但头汗出，余处无汗，剂[②]颈而还[③]，小便不利，身必发黄也。

讲 问曰：表病，脉浮而动数，何以为风热病痛虚？

---

① 拒痛：拒，抵御；抵抗。通“距”。跳跃。《孙子·九地》：“是故始如处女，敌人开户；后如脱兔，敌不及拒。”《史记·白起王翦列传》：“荆闻王翦益军而来，乃悉国中兵以拒秦。”《仪礼·少牢馈食礼》：“肠三胃三，长皆及俎拒。”郑玄注：“拒，读为‘介距’之‘距’。《史记·白起王翦列传》：“久之，王翦使人问‘军中戏乎’？对曰：‘方投石超距。’”司马贞索隐：“超距犹跳跃也。”《汉书·甘延寿传》：“少以良家子善骑射为羽林，投石拔距绝于等伦，尝超逾羽林亭楼，由是迁为郎。”颜师古注引应劭曰：“拔距，即下超逾羽林亭楼是也。”拒痛，此指一蹦一蹦地痛，或为压痛而有抵抗感。

② 剂：齐，齐平。《尔雅·释言》：“剂，齐也。”《尸子》卷下：“莒国有石焦原者，广寻，长五十步，临百仞之溪，莒国莫敢近也。有以勇见莒子者，独却行剂踵焉，此所以服莒国也。”剂，《文选·思玄赋》旧注引作“齐”。《伤寒论·阳明病》：“但头汗出，身无汗，剂颈而还，小便不利，渴饮水浆者，此为瘀热在里，身必发黄。”

③ 还：罢歇；止息。此指止。汉·刘向《新序·善谋下》：“群臣罢酒，皆喜曰：‘雍齿且侯，我属无患矣。’还倍畔之心，销邪道之谋。”《文选·鲍照〈舞鹤赋〉》：“风去雨还，不可谈悉。”李善注：“风雨既除，而色愈净，故难悉也。”南朝·梁·刘勰《文心雕龙·宗经》：“是以楚艳汉侈，流弊不还，正末归本，不其懿欤！”

答曰：脉浮，为中风，卫强也。数，为营热也。动，为卫强邪盛而主痛。数，为营弱正衰而主虚也。

问曰：头痛发热，微盗汗出而反恶寒者，表未解也，何谓？

答曰：头痛发热，即浮动卫强之主痛也。微盗汗出，即浮数营弱之主虚也。恶寒者，邪虽欲化而未化，故其表症仍在也。

问曰：医反下之，动数变迟，膈内拒痛，胃中空虚，客气动膈，短气烦躁，心下懊侬。阳气内陷，心下因硬则为结胸，大陷胸汤主之何也？

答曰：太阳表症未罢，下之则表上之邪热陷入于里，里伤则热数之脉变为寒迟矣。表邪入里则膈内拒痛。下伤其里则胃中空虚，客气动膈，则邪气结胸而作短气，烦躁，心中懊侬之症。阳邪内陷于中焦则心下因硬而作痛也。邪已入里，故以大陷胸下之也。

问曰：若不结胸，但头汗出，余处无汗，剂颈而还，小便不利身，必发黄，何也？

答曰：若不结胸者，邪不下陷也，邪仍在表，故但头汗出。下伤其少阴之气，故小便不利也。表上营卫之热未罢，里中水液之道不通，则其瘀热，必氤氲而发黄也。

义 此言结胸之邪兼太阳之法也。按太阳表病，无论虚实，皆不可下，下则立成结胸，若下之不作结胸，而邪气伏留于营卫者，则邪在半内外之间，又可以柴胡泻之也。

邪结阴开治法第一百三十八

伤寒六七日，结胸热实，脉沉而紧，心下痛，按之石硬者，大陷胸汤主之。

讲 问曰：伤寒六七日，结胸热实，何以脉沉而紧，心下痛，按之石硬？

答曰：伤寒六七日，正值太阳主气之期，表邪伤里，结于胸中而热，已实者，为结胸之症已成也。脉沉而紧，心下痛，按之石硬者，胸邪兼太阴也，太阴属脾，居心下，故心下按之痛也。

义 此言结胸兼太阴之治法也。按伤寒结胸症邪兼太阴，其脉沉紧而心下痛，太阴为阴开，治亦以下达为主，顺其邪气之下趋而推之，其结即愈，虽属阴经，却与少厥有异也。

邪结阳枢治法第一百三十九

伤寒十余日，热结在里，复往来寒热者，与大柴胡汤。但结胸，无大热者，此为水结在胸胁也，但头微汗出者，大陷胸汤主之。

讲 问曰：伤寒十余日，热结在里，复往来寒热者，何与大柴胡汤。

答曰：热结在里而复往来寒热者，邪在少阳，非结胸也，故与大柴胡主之。

问曰：但结胸，无大热者，何以此为水结在胸胁，但头微汗出者，用大陷胸汤？

答曰：但结胸，无大热者，邪不在枢而在里，非柴胡之血结，而为陷胸之水结也，但头微汗出者，病在表阳之实也。

义 此言结胸兼阳枢之治法也。夫外邪传里，在营卫而往来寒热者，仍当以柴胡治之，若外邪传里在胸胁而头汗，胸痛者，又当以陷胸治之为宜。二症虽属外邪传里，在表里之间而营卫躯壳，迥不相同，故其治法亦大异。

邪结阳阖治法第一百四十

太阳病，重发汗而复下之，不大便五六日，舌上燥而渴，日晡所小有潮热，从心下至少腹硬满而痛，不可近者，大陷胸汤主之。

讲 问曰：表病汗而复下，何以成舌燥，潮热，大腹硬满痛不可近？

答曰：表病重汗则津液大伤，复下则邪陷入里，邪入于里而化燥则大便不通。阳明之燥热内炽，则现舌燥而渴，潮热，大腹满痛之阳明症，虽已成燥金之病，但其热已潮，其语未谵，其腹硬满而痛，邪在经而气未实，仍未完全归府，故当以陷胸泻之。

义 此言邪结燥金之治法也。按表邪传里已现谵语，燥屎，潮热，腹满痛之症，为完全归府，可即与承气下之，然此法之阳明症虽具七八，其谵语未作，究未成大实之候。然陷胸之攻邪亦不亚承气，不过朴枳换蒌杏，一走气，一走水，一攻脏腑之里，一攻躯壳之里，而此法又以从心下至少腹硬满而痛不可近，为一法之精神也。

邪结阴枢治法第一百四十一

小结胸病，正在心下，按之则痛，脉浮滑者，小陷胸汤主之。

讲 问曰：何为小结胸病？

答曰：邪结在心下，其部位小，其邪轻，故曰小结胸也。邪结于胸腹之大部位者，其症重，故曰大结胸也。

问曰：小结胸病，正在心下，按之则痛，何以脉浮滑？

答曰：心下痛之症，有表里虚实之分，必因表热内陷而结于心下者，方可以小陷胸治之，故其脉必浮滑者，浮为表，滑为热也。

义 此言邪结阴枢之治法也。按邪结阴枢，心先受病而心下痛，然阴经不能以大下之药治之，且大黄亦不能用，因君火热结下亦无功，必当以黄连之泻火，蒌、夏之破水破结而始能获效也。

邪结阴阖治法第一百四十二

太阳病二三日，不能卧，但欲起，心下必结，脉微弱者，此本有寒分也，反下之，若利止，必作结胸，未止者，四日复下之，此作协热利也。

讲 问曰：太阳病二三日，不能卧，但欲起，何以心下必结？

答曰：太阳病二三日，正值阳明转少阳之期也，若不能卧，但欲起者，邪传半表里相火太旺，终必成结胸之病也。

问曰：脉微弱者，此本有寒分也，何谓？

答曰：脉微弱者，病在阴，为无阳也，无阳则阴盛，阴盛则多寒矣。

问曰：反下之，若利止，必作结胸，何谓？

答曰：表热里寒之病，反下之则表邪内陷，利不止则邪随利下有所去也，若利止则邪无所去，故必结胸也。

问曰：未止者，四日复下之，此作协热利，何谓？

答曰：利未止者，表邪由里而去至阴经复下之，则邪热随利而解，肝气下趋，作协热之下利。

义 此言邪结于阴阖之法也。夫表病入里，逢阳化则成便难，逢阴化则成下利，今邪入里从阴化而下利，已利当随其利而导之其邪，或可因利而愈，若半途利止，则其邪必无从出，定停于胸而为结胸之症也。

表邪误下致结脉法第一百四十三

太阳病下之，其脉促，不结胸者，此为欲解也；厥[1]浮者，必结胸也；脉紧者，必咽痛；脉弦者，必两胁拘急；脉细数者，头痛未止；脉沉紧者，必欲呕；脉沉滑者，协热利；脉浮滑者，必下血。

讲 问曰：太阳病下之，其脉促，不结胸者，何以此为欲解？

答曰：表病下之，其脉促，则邪已陷于胸也，陷于胸而不成结胸，则为其邪已因下而解矣。

问曰：脉浮者，何为必结胸？

答曰：浮脉，表邪未去，里气已空，陷则结胸故也。

问曰：脉紧者，何以必咽痛？

答曰：脉紧，邪胜因下，入里化燥刑胃，咽为胃口，故痛也。

问曰：脉弦者，必两胁拘急，何故？

答曰：弦，少阳之脉也，相火太盛，故两胁痛。

---

① 厥：代词。其。

问曰：脉细数者，何以头痛未止？

答曰：细数，热盛，阳热上升，故头痛？

问曰：脉沉紧者，何以必欲呕？

答曰：沉紧，太阴之脉，邪在脾，故呕。

问曰：脉沉滑者，何以协热利？

答曰：沉属肝，滑有热，故协热利也。

问曰：脉浮滑，必下血，何故？

答曰：浮滑，表热盛也，太阳热盛则伤里阴，故为少阴君火之下血也。

义 此言表邪误下涉及各经之脉法也。按表邪误下。有因下而反愈者，其邪随下而解也，但须下得透澈，按下虽已误治，犹未遗祸，然以轻下之法治之，恐邪不能随下而尽，或利即止，反生结胸，势所必然也。其表邪入里，涉及各经，则又当随其各经之见症而法之也。

假阳结章第十八

寒假结治法第一百四十四

病在阳，应以汗解之，反以冷水潠之，若灌之，其热被劫，不得去，弥更益烦，肉上粟起，意欲饮水，反不渴者，服文蛤散，若不瘥者，与五苓散。寒实结胸，无热症者，与三物小陷胸汤、白散亦可服。

讲 问曰：病在阳，应以汗解之，反以冷水潠之，若灌之，其热被劫不得去，何以弥更益烦，肉上粟起，意欲饮水，又不渴者，服文蛤散，若不瘥者，与五苓散？

答曰：病在太阳，应当发汗，反以冷水劫其热，则寒凝于肤表，邪不得外达，其内热益盛而病愈烦。腠理受寒，汗孔闭塞，故如粟起之状。意欲饮水而不渴者，邪热在肌腠，故胃不作渴也，文蛤、五苓宣涌其表阳，而寒白散也。

问曰：寒实结胸，无热症者，何谓？

答曰：寒实结胸，因冷水之寒结于胸中也，无热症者，非真结胸之里症也。

讲 此言寒气假结之治法也。按太阳主表，属皮毛，肺亦主皮毛，皮毛受冷水之寒侵，内留于肺，肺气不利，形如结胸，实非结胸也。然寒气结胸，又非陷胸之所宜，必以宣通利水，破饮水之文蛤、五苓、小陷胸白散等方可服也。

热假结治法第一百四十五

太阳与少阳并病，头项强痛，或眩冒，时如结胸，心下痞硬者，当刺大椎第一间、肺俞、肝俞；慎不可发汗，发汗即谵语；脉弦五六日，谵语不止，当刺期门。

讲 问曰：太阳与少阳并病，头项强痛，或弦冒，何以时如结胸，心下痞硬？

答曰：表病之头项强痛与半表里之眩冒合，则寒火并病，热邪内侵，亦有如结胸之病状也。

问曰：此病何以不可发汗，发汗则谵语？

答曰：邪结半表里，故不可发汗也，汗之则邪化燥而为阳明病矣。

问曰：脉弦五六日，谵语不止，当刺期门，何谓？

答曰：脉弦，少阳症也。谵语，阳明症也。五六日，仍在厥阴之期而未成燥金症，故只可刺期门，以泻其木气，未可以承气也。

义 此言热假结之治法也。按太，少并病，虽表未罢，不能汗也，汗则必传于里，然枢阖并病，亦不能下也，下之亦伤其枢也，如此枢邪假结之治法，当刺大椎以泄表气，刺肺俞、肝俞、期门等，以泻其气血，则结自除。

血结阳开治法第一百四十六

妇人中风，发热恶寒，经水适来，得之七八日，热除而脉迟身凉，胸胁下满如结胸状，谵语者，此为热入血室也，当刺期门，随其实而泻之。

讲 问曰：妇人中风，发热恶寒，经水适来，何以得之七八日，即热除而脉迟，身凉？

答曰：妇人中风，发热恶寒，经水适来，则表邪随经下陷于血室，故七八日太阳、阳明主气之期，应身热脉大者，而反为身凉脉迟也。

问曰：胸胁下满如结胸状，谵语者，何以此为热入血室，当刺期门？

答曰：邪热入血室，血室是肝脏也，肝经受邪，故胸胁下满，谵语，刺期门，即泻肝经之蓄血，随其肝实而泻之也。

义 此言血结阳开之治法也。夫太阳表病下之，则陷为结胸，然妇人之经水来时，其表邪亦往往下陷于里而胸胁痛。按结胸病在阳经，热入血室病在阴经，阳经开窍于后阴，故以通大便之药。阴经开窍于前阴，则非通便所能愈，必泻其血室之邪，使其随经而下，仲师之刺期门，柴胡，桃仁等，皆泻血之方法也。

血结阳枢治法第一百四十七

妇人中风七八日，续得寒热，发作有时，经水适断者，此为热入血室，其血必结，故使如疟状，发作有时，小柴胡汤主之。

讲 问曰：妇人中风七八日，续得寒热，发作有时，经水适断者，何以亦为热入血室？

答曰：此为少阳之枢邪，因经行下陷，邪入肝脏，其经水因热而闭塞不通，亦称为热入血室也。

问曰：其血必结，故使如疟状，发作有时，何谓？

答曰：其血必结，邪热入里，经水已断，瘀血内蓄故也，少阳之枢邪不能下泄，故如疟状，发作有时。

义 此言血结阳枢之治法也。按上二法，言表邪下陷，致成热入血室之症。此法少阳半表里之邪，亦有随经入里，成热入血室之症，其致病之由虽异，而结成血结之治法则同也。上法刺期门，因表邪已入里，经水仍常通，故随其实而泻之。此法因枢邪未罢，经水已止，故通经之治法，不能破血室之瘀热也。

血结阳阖治法第一百四十八

妇人伤寒，发热，经水适来，昼日明了，暮则谵语，如见鬼状者，此为热入血室，无犯胃气及上、下二焦，必自愈。

讲 问曰：妇人伤寒，发热，经水适来，何以昼日明了，暮则谵语，如见鬼状者，此为热入血室？

答曰：寒已化燥，经水适来，邪热入里变为燥热之症，故日晡则谵语，虽兼燥症，亦为热入血室也。

问曰：无犯胃气及上、下焦，必自愈，何谓？

答曰：无犯胃气者，此非燥结于胃之症，不宜用承气，故曰无犯胃气也。及上下焦者，亦非上焦之结胸症，又非下焦之蓄血症也，邪随经下，其病自愈也。

义 此言血结阳阖之治法也。上二法一在太阳，一在少阳，一刺期门以泻肝，一用小柴以攻热。此法之热入血室，不用治法者，因无太阳之表邪与半表里邪，其邪俱在里，其经未停，其邪热必随经而下，必自愈也，纵使邪热不去，亦不可治其三焦，当随其里气之下趋而导之可也。

气结阳开治法第一百四十九

伤寒六七日，发热微恶寒肢节烦疼，微呕，心下支结，外症未去者，柴胡桂枝汤主之。

讲 问曰：伤寒六七日，发热微恶寒，何谓？

答曰：指太阳之表症也。

问曰：肢节烦疼，微呕，心下支结，何谓？

答曰：指少阳之气结也。

义 此言少阳之气结兼太阳之治法也。按上数法言血结，病在肝经，此以下三法言气结，病在少阳也，少阳之气闭结不开，则筋节不利而疼痛，且膈间之气亦如树支之布结，但其表症未罢，未可即与柴胡，此柴胡桂枝各半汤之所由作也，一以去在表之邪，一以泻半表里之火。

气结阳枢治法第一百五十

伤寒五六日，已发汗而复下之，胸胁满微结，小便不利，渴而不呕，但头汗出，往来寒热，心烦者，此为未解也，柴胡桂枝干姜汤主之。

讲 问曰：汗而复下，胸胁满微结等症，何以用柴胡桂枝干姜汤？

答曰：汗之伤表，故头汗出，下之伤里，故小便不利，渴而心烦，既汗复下，表里之气被伤，故胸胁痛微结，有此三伤，故以柴胡治半表里，桂枝治表干姜治里也。

义 此言气结阳枢而表里并治之法也。按上法枢与开并治，下法枢与阖并治，此法枢开阖三方兼治，仲师特假汗下喻表里，恶寒发热喻表，得屎喻里，三法虽以枢邪内结而治，法则变化圆融，面面俱到，以寒热血气四字之假结区别真结之异同，其症一寒一热，一气一血，其治一表一里，一内一外，无微不到也。

气结阳阖治法第一百五十一

伤寒五六日，头汗出，微恶寒，手足冷，心下满，口不欲食，大便硬，脉细者，此为阳微结，必有表复有里也，脉沉亦在里也，汗出为阳微，假令纯阴结，不得复有外症，悉入在里，此为半在里半在外也，脉虽沉紧不得为少阴病，所以然者，阴不得有汗，今头汗出，故知非少阴也，可与小柴胡汤，设不了了者，得屎而解。

讲 问曰：伤寒五六日，头汗出，微恶寒，手足冷，心下满，口不欲食，大便硬，脉细，何以此为阳微结？

答曰：此为伤寒表病，值阴期传于里经，热伏于内，表里并病，故外而头汗出，微恶寒，内而口不欲食，大便硬，中而手足冷，心下满也，其邪微，其症轻，故曰阳经之微热结于内也。

问曰：自“必有表”以下至“故知非少阴也”止，何谓？

答曰：此仲师特辨明手足冷，脉细，非少阴而为阳结之症，以少阴不得有汗，故有汗，虽脉沉，亦不得为少阴病，况阳明亦有沉脉，以沉为在里也，若为少阴之症，则不当有汗出，恶寒之外症也。

问曰：此表里并病之症，何以先柴而后泻？

答曰：伤寒传里，热结于表里之间，既不能汗，复不可下，故先和解其中，待表已罢，而里未和者，稍与调胃得屎后，其病必解也。

义 此言表病传里，微热结于里之治法也。夫阳症身发热，阴症手足冷，固为病症之常，然热结于里，亦有手足厥冷者，不可不知也。仲师特以热结手足冷，恐人误认为少阴症。故特再三辨明之也。

表病里传阴结中部章第十九

相火水痞治法第一百五十二

伤寒五六日，呕而发热者，柴胡汤证具，而与他药下之，柴胡症仍在者，复与柴胡汤，此虽已下之，不为

逆，必蒸蒸而振，却发热汗出而解，若心下满而硬痛者，此为结胸也，大陷胸汤主之，但满而不痛者，此为痞，柴胡不中与之，宜半夏泻心汤。

讲 问曰：伤寒五六日，呕而发热，柴胡症具，误下之，柴胡症在者，何以再用柴胡汤。

答曰：此所谓误治未变之治法也。

问曰：误下之后，心下满而硬痛者，何以用大陷胸汤？

答曰：少阳相火之阳邪内陷，即所谓病发于阳而反下之，热入因作结胸是也。

问曰：但满而不痛者，此为痞，何以柴胡不中与之，宜半夏泻心汤？

答曰：伤寒之阴邪下陷，即所谓病发于阴，而反下之，因作痞是也，痞症，故柴胡不中与之，宜半夏泻心矣。

义 此言相火结痞之治法也。按仲师论痞，特假少阳为首者，以少阳之半表里症与痞症，俱属半内外之地位也，此法当分三段读，自“伤寒”起至“汗出而解”为一段，言伤寒阴邪传入半表里而为寒热往来，阴阳并病之症，然阴阳并病之症，若误下之，则当审其邪之传变与否，未变者，仍当用柴，已变者，则又当审其从阳化，抑从阴化，若相火下陷从阳化，心下满而硬痛，名为结胸，必与大陷胸攻其阳也；若寒邪内侵从阴化，心下满而不痛者，此为结痞也，结痞之证陷胸，固不宜，然柴胡亦不中用也。按痞证又有水结、气结之分，治法亦有分别，水结则泻水，气聚则破气，半夏泻心，即治水痞之方也。又按结胸结痞之总论，上二章虽已论之，而此法为痞证之首法。仲师特于证治之中兼论阴阳二证之证源，虽非总论而实总论也。

相火气痞治法第一百五十三

太阳，少阳并病，而反下之成结胸，心下硬，下利不止，水浆不下，其人心烦，脉浮而紧，而复下之，紧反入里则作痞，按之自濡，但气痞耳。

讲 问曰：太，少并病，下之成结胸，何以心下硬，下利不止，水浆不下，其人心烦？

答曰：阳邪入里，结于心下，故硬，下利不止，表邪侵里也，水浆不下，胃气伤也，其人心烦火郁于内也。

问曰：脉浮而紧而复下之，紧反入里则作痞，何谓？

答曰：紧脉为寒，阴邪也，下陷入里，故作痞也。

问曰：按之自濡，但气痞耳，何谓？

答曰：按之硬而痛者，结胸也。按之濡而满者，痞也。然痞而满者，水也；痞而濡者，气也。

义 此言相火气痞之治法也，此法再申上法之意，而结胸、结痞有气、水之分，不可不知也。按阳证属热，其结实如外科之痈证同；阴证属寒，其结虚如外科之疽证同。然结胸，结痞发生于里，痈疽发生于外，一有形，一无形耳，其实二证同一理也。仲师以硬、濡辨阴阳二结，即以辨痈疽亦无不可也。

寒水水痞治法第一百五十四

太阳中风，下利，呕逆，表解者，乃可攻之，其人漐漐汗出，发作有时，头痛，心下痞硬满，引胁下痛，干呕，短气汗出，不恶寒者，此表解里未和也，十枣汤主之。

讲 问曰：太阳中风，下利，呕逆，表解，乃可攻之，何谓？

答曰：太阳中风，下利，呕逆，表邪侵里也，寒水侵里，须先解表而后攻里，方不致伤其表气，否则徒伤其表，而利反甚也。

问曰：其人漐漐汗出，发作有时，头痛，心下痞硬满，引胁下痛，干呕，短气汗出，不恶寒者，何以此为表解里未和，不用承气而用十枣？

答曰：其人漐漐汗出，表邪从外而出也。头痛，太阳之经症也。心下痞硬满，引胁下痛，干呕短气，里症已实也。汗出，不恶寒，此即为表解之确症，不用承气而用十枣汤者，此为太阳寒水之内结，非燥金之热结也。

义 此言太阳寒水结痞之治法也。按太阳之表症，发热恶寒，头痛是也。太阳之里症，少腹硬满而痛，小便利者是也。此法之头痛汗出，心下痞硬满，引胁下痛，干呕短气，实太阳之半表里症也。盖此说虽属创论，实确论，或曰里病而复言半表里，未免矛盾，然此对太阳本经而言，非对三阳三阴而言，可毋庸疑贰也。

寒水气痞治法第一百五十五

太阳病，医发汗，遂发热恶寒，因复下之，心下痞，表里俱虚，阴阳气并竭，无阳则阴独，复加烧针，因胸烦，面色青黄，肤瞤者，难治，今色微黄，手足温者，易愈。

讲 问曰：太阳病，医发汗，遂发热恶寒，因复下之，心下痞，何谓？

答曰：太阳病发汗后，因而发热恶寒者，表邪仍未解也，当再汗之，若误下之，则邪陷入里，故作心下痞。

问曰：表里俱虚，阴阳并竭，无阳则阴独，复加烧针，何以因胸烦？

答曰：汗而复下，表里俱虚，俱虚则阴阳气并竭，若单亡阳则阴独，单亡阴则阳独也，如此阳气偏亡，再以烧针治之，则其阴亦亡，而心胸中必生烦闷之症矣。

问曰：面色青黄，肤瞤者，何以难治？色微黄，手足温者，易愈，何谓？

答曰：色青黄，木旺土虚，故难治。色微黄，手足温，土气不败，故易愈也。

义 此言寒水气痞之法也。按表病汗后，因而寒热，更盛者，仍当再汗，若因汗之不愈，因而下之，则表邪下陷，必结痞满，然痞有气、水之分，其阳气虚而结痞者，非复其阳无以消痞，若更误，火，愈治愈坏也，然此表里、阴阳俱虚之症，总当以脾土不败为要，若土败木盛，其病必难治也。

君火气痞治法第一百五十六

心下痞，按之濡，其脉关上浮者，大黄黄连泻心汤主之。

讲 问曰：心下痞，按之濡，关脉浮，何以用二黄泻心汤？

答曰：心下痞，按之濡，君火之气结于内也。关上浮，病在中焦之表也，故可以大黄黄连泻心下之也。

义 此言君火太过之结痞治法也。君火太过。当泻其火，泻火其痞自除，然而君火不及者，则又当改凉而为温矣。

君火水痞治法第一百五十七

心下痞，而复恶寒汗出者，附子泻心汤主之。

讲 问曰：心下痞，恶塞汗出，何以用附子泻心?

答曰：君火不及则肾水太过，阳气外亡，故恶寒而汗出也，附子泻心温火而攻邪，温凉并治之法也。

义 此言君火水痞之治法也。君火太过之气痞，上法用二黄泻心，此法为君火不及之水痞也，君火不及之水痞，则肾经受病水气上凌，所以泻痞之中复加附子，以镇其水，则君火不致内熄也。

燥金气痞治法第一百五十八

本以下之，故心下痞，与泻心汤，痞不解，其人渴而口燥烦，小便不利者，五苓散主之。

讲 问曰：下之心下痞，与泻心，痞不解，何故?

答曰：痞症，有六经之别，病在燥金而攻君火，故不愈也。

问曰：痞而渴口燥烦，小便不利，何以用五苓散?

答曰：此为燥金胃土结有气燥，而成痞满之症也，燥阳内结，水气不行，故与五苓宣通其燥气而痞自消。

燥金水痞治法第一百五十九

伤寒汗出，解之后，胃中不和，心下痞硬，干噫食

臭，胁下有水气，腹中雷鸣下利者，生姜泻心汤主之。

讲 问曰：伤寒汗出，胃中不和，心下痞，干噫食臭，雷鸣下利，何故？

答曰：水停于内，胃土不安，食不化则噫臭；水下行，则雷鸣下利。

义 此言阳明燥金水痞之治法也。按上法气痞属热，故用水以驱邪。此法水痞属寒，故去水则病愈，泻心以姜名其义，可知也。

湿土气痞治法第一百六十

伤寒中风，医反下之，其人下利，日数十行，谷不化，腹中雷鸣，心下痞硬，干呕，心烦不得安，医见心下痞，谓病不尽，复下之，其痞益甚，此非热结，但以胃中虚，客气上逆，故使硬也，甘草泻心汤主之。

讲 问曰：伤寒中风，反下之，下利日数十行，谷不化，腹中雷鸣，心下痞鞕而满，干呕，心烦不得安，何故？

答曰：表邪入里伤太阴，太阴为病，故下利，日数十行，谷不化，脾虚故也。雷鸣，痞硬满，干呕，心烦，亦脾气不化，邪气内郁也。

问曰：心下痞，复下之，何以痞益甚？

答曰：此痞，非热结之痞，为脾虚之痞，故不可下也。

义 此言湿土气痞之治法也。按湿土为太阴，手肺而足脾，主布化水谷，今太阴受邪，则布化失职，利不止，谷不化诸病作矣。然痞有可攻、不可攻、当分别其虚实、虚痞而误攻则病益剧也，此脾虚精痞之，所以用甘草泻心汤也。

湿土水痞治法第一百六十一

伤寒，服汤药下利不止，心下痞硬，服泻心汤已，复与他药下之，利不止，医以理中与之，利益甚，理中者，理中焦，此利在下焦，赤石脂禹余量汤主之，复利不止者，当利其小便。

讲 问曰：服汤药，何以下利不止？

答曰：脾虚不能化水，汤入胃而作利故。

问曰：服泻心汤已，复以他药下之，利不止，医以理中与之，利益甚，何故？

答曰：脾虚水痞泻心，固不能用，而胃药温中，亦不能用以治脾也。

问曰：此利，何以为在下焦？

答曰：脾虽主中焦，然脾不化水，水积大肠，病源虽在中焦，病症实下焦之水不能排泄，故先师曰赤石脂禹余粮汤主之，复利不止者，当利其小便，赤石脂非治其病源中焦之药耶，治病源不愈，则治其病症之小便，则无不愈者矣。

义 此言湿土水痞之治法也。夫太阴属肺脾。肺与大肠相表里，肺气不利则下降于腹而雷鸣，脾气不化则水液下泄而作利，然热利可攻，寒利不可攻也，所以泻心不能止利，脾胃之治法固大同小异，然湿土燥金则大异也，故理中亦不能止利也，如此湿土痞利，总以燥湿为宜，燥之不愈，利之则无不愈矣。

风木气痞治法第一百六十二

伤寒吐、下后发汗，虚烦，脉甚微，八九日心下痞硬，胁下痛，气上冲咽喉，眩冒，经脉动惕者，久而成痿。

讲 问曰：伤寒吐下后发汗，虚烦，脉甚微，何以八九日心下痞硬，胁下痛，气上冲咽喉，眩冒，经脉动惕，久而成痿？

答曰：吐而复下，或下而复汗，最易伤肝。虚烦，脉微，阴阳俱虚也。心下痞硬，胁下痛，气上冲咽喉，眩冒，经脉动惕，肝气大伤也，肝主筋，筋软则成痿矣。

义 此言风木气痞之法也。夫误用汗、吐、下使其里气一上一下，下而复上，则最伤肝气也，肝气伤而结痞，必平其肝气而痞即除，否则日久阴阳俱虚，必成痿症也。

风木水痞治法第一百六十三

伤寒发汗，若吐，若下解后，心下痞硬，噫气不除者，旋覆代赭石汤主之。

讲 问曰：伤寒汗，吐，下后，心下痞，何以噫气不除者，用旋覆代赭石汤？

答曰：汗吐下，反复用之，虽表邪已解，伤其肝气也，肝气伤邪则水不泄，而胃气受肝气之侵而生噫气也，此汤有升木培土之力，故可用也。

义 此言风木水痞之治法也。风木有气痞，亦有水痞，水停于肝则下侵于胃而作噫气，非以升肝培土之品不能消水而顺气也。

卫实结痞治法第一百六十四

下后，不可更行桂枝汤，若汗出而喘，无大热者，可以麻黄杏子甘草石膏汤。

讲 问曰：下后，何以不可更行桂枝汤？

答曰：表病例之，下后，不可更行桂枝汤之理同也。

问曰：汗出而喘，无大热者，用麻杏甘膏，何谓？

答曰：卫气聚结，不当补，而当攻也。

义 此言卫实结痞之治法也。按各节痞症。皆有痞字。独此无法无有也，以其气喘，即为气结也，盖肺气结痞，有管可通，无由作满，须知喘，即是痞，痞即是喘也。

卫虚结痞治法第一百六十五

太阳病，外症未除而数下之，遂协热而利，利下不止，心下痞硬，表里不解者，桂枝人参汤主之。

讲 问曰：表病不解而数下之，何以心下痞硬？

答曰：表病下而复下，阳气大伤，故利不止，邪仍未解，故心下痞硬也。

义 此言下伤其卫阳之治法也。夫表病下之已误，若三复下之，则胃阳大虚，中气失职，《经》曰：卫气出下焦，今下伤其里气，无所出外邪内陷，结痞于心下，如此卫阳虚痞，又非泻心诸汤所可疗，必以桂枝人参达表气而温中宫也。

营虚结痞治法第一百六十六

伤寒大下后，复发汗，心下痞，恶寒者，表未解也，不可攻痞，当先解表，表解乃可攻痞，解表，宜桂枝汤，攻痞，宜大黄黄连泻心汤。

讲 问曰：伤寒大下后，复发汗，心下痞，恶寒者，何以不可攻痞？

答曰：大下之后，津液内竭，复发汗，表液又伤，表里津液俱伤，营阴为之不足，其表未罢，故不可攻痞也。

义 此言营虚结痞之治法也。按汗下后，津液最易虚竭，邪气内陷，结痞心下者，总当固其营阴，不可即与泻心也，如其表未罢，营又虚，则当以桂调其营，而后再以大黄黄连泻其痞，则不致表里受损也。

营实结痞治法第一百六十七

伤寒发热，汗出不解，心中痞硬，呕吐而下利者，大柴胡汤主之。

讲 问曰：伤寒发热，汗出不解，心中痞硬，呕吐而下利，何故？

答曰：伤寒发热，汗出不解，寒伤营，营血过盛也，营血盛则内壅，故作呕吐下利，心下痞硬之症。

义 此言营实结痞之治法也。夫寒伤营。营盛则内实，若汗出不解，其邪必内传而结痞，邪无从出则上逆而为呕吐，下趋而为下利，大柴胡泻其半内外之营实，结痞从里而解，其痞自除也。

假阴结章第二十

表邪似痞法第一百六十八

病如桂枝症，头不痛，项不强，寸脉微浮，胸中痞硬，气上冲咽喉不得息者，此为胸有寒也，当吐之，宜

瓜蒂散。

讲 问曰：病如桂枝症，头不痛，项不强，寸脉微浮，胸中痞硬，气上冲咽喉不得息，何以此为胸有寒？

答曰：病如桂枝症，言表邪也。头不痛，项不强，言病不在太阳经也。寸脉微浮，言胸中结有痞也。气上冲咽喉不得息，为寒伤胸肺，邪气内结也。

义 此言寒邪伏于胸中似痞之治法也。按痞症上章已详论之，此以下二法，为寒气内结，外结之假痞法也，夫寒伤于表，内伏于胸，似表病而无表症，非太阳经受病，可知其寸脉浮者，胸中有寒也，胸中有寒，又非发汗之药所能治，故先师以吐法治之，因胸中有邪在局部，不在气血，故吐之也。

里邪似痞法第一百六十九

病胁下素有痞，连在脐傍，痛引少腹入阴筋者，此名脏结，死。

讲 问曰：病人胁下素有痞症，连在脐傍，痛引少腹入阴筋者，何以即死？

答曰：胁下素有结痞之人，邪伏于肝脏，若连脾之脐傍及肾之阴筋，三阴俱结者，纯阴无阳，故死也。

义 此言里邪在脏结痞之假痞也，夫先师以脏结起于前，复以脏结终于后。上言无阳症，舌上白苔滑者，曰难治，曰不可攻。此法言脏结结于三阴，由胁下脐傍人阴筋者，此名脏结，死，可见阴阳邪内陷，总以见阳为佳也。

暑病例第七

暑病章第二十一

暑伤表里治法第一百七十

伤寒病，若吐，若下后，七八日不解，热结在里，表里俱热，时时恶风，大渴，舌上干燥，而烦欲饮水数升者，白虎加人参汤主之。

讲 问曰：伤寒，若吐，若下后，七八日不解，何以热结在里，表里俱热也?

答曰：伤寒吐下后，津液俱竭，七八日又值阳明主气之期，邪从燥化，阳明受病，故表里俱热也。

问曰：时时恶风，何故?

答曰：表里俱热，汗孔开张而风直入其肌腠故也。

问曰：大渴，舌上干燥，而烦欲饮水数升者，何故?

答曰：暑热在里，津液被热燥所迫，故欲引水自救其阴也。

义 此言暑伤表里之治法也。夫风寒传变，表病、半表里病、里病三例已详且尽，此例复详论，暑火湿燥之病以全六淫之证治也。按伤寒吐下后，最易伤津而亡阴亡阳也，然亡阳之病，邪传化于三阴而为四逆等症，若亡阴之病，邪传化于三阳而为白虎等诸症也。此伤寒吐下后，阴亡阳亢而化暑，七八日不解，即热结于太阳阳明之经，表热盛而恶风，里热盛而烦渴，此为白虎加人参之主症，而暑伤表里之主方也。

暑伤表治法第一百七十一

伤寒无大热，口燥渴，心烦，背微恶寒者，白虎加人参汤主之。

讲 问曰：伤寒无大热，口燥渴，心烦，背微恶寒，何以用白虎加参？

答曰：伤寒无大热，热在表，里未实也。口渴，心烦，寒化热也。背微恶寒，暑伤表也，暑热伤表，故可以白虎治之。

讲 此言暑伤太阳经之治法也。按表经伤暑，其邪未深，其热未盛，与表里俱热者，有轻重之别，然背恶寒，又不可误会为表未罢，表未罢，周身俱恶寒也，此但背恶寒，因水被热迫，寒水外动故也。

暑伤里治法第一百七十二

伤寒脉浮，发热无汗，其表不解者，不可与白虎汤，渴欲饮水，无表证者，白虎加人参汤主之。

讲 问曰：伤寒，发热无汗，其表不解者，何以不可与白虎汤？

答曰：其表不解，邪未化燥，故不可与白虎汤也。

问曰：渴欲饮水，无表症者，白虎加人参主之何，也？

答曰：渴欲饮水，邪已化燥，邪化燥而无发热，恶寒，无汗之症，则表已罢，而里已实，故可与白虎加人参主之也。

义 此言暑热在里之治法也。按暑证之治法，以白虎加参为主，其在表在里，或表里俱热，概不另作治方也。

火病例第八

火病章第二十二

火伤阳枢治法第一百七十三

太阳，少阳并病，心下硬，颈项强而眩者，当刺大椎第一间、肺俞、肝俞，慎勿下之。

讲 问曰：此法见于假阳结章一百四十五法，二法大同小异，其何故也？

答曰：二法俱半表里少阳相火之为病也。上法曰“头项强痛”，此法曰“颈项强”，上法曰“或眩冒”，此法曰“而眩者”，上法曰“心下痞硬”，此法曰“心下硬”，上法曰“慎不可发汗”，此法曰“慎勿下之”，不过上法言假结胸，故曰“时如结胸也”，且上法病偏于表，故各症皆近表，此法病偏于里，故各症皆近里也。

义 此言火邪伤少阳之治法也。按火邪为病，大都大同小异，然先师笔法神妙，意义高深，各法皆有意义存焉。上法对假结胸而言，病近表，故曰冒，曰头，曰汗，火邪虽近表，其治法则不能以表药治之也。此法对本经火邪而言，症近里，故曰颈，曰眩，曰下，然症虽近里，勿能下也，其实上法虽未言不可下，此法虽未言不可汗，皆不可汗下也，不但不可汗下，即吐、火亦不能误用也。

火伤阳开治法第一百七十四

太阳与少阳合病，自下利者，与黄芩汤，若呕者，黄芩加半夏生姜汤主之。

讲 问曰：此法何以与表实阳病葛根汤之意义大同小异？

答曰：上法言表，故以葛根为主方，此法言半表里，故以黄芩为主方，至其上逆下趋则二法俱同一意义，故除下趋从源用葛芩外，概与姜夏治上逆也，故其病源虽异，其意义实同也。

义 此言少阳兼太阳为病之治法也。按此法与葛根之症治虽异而实同也。夫葛根论太阳传入阳明之方也，其症由表而里，其治亦当以葛先治其表也，黄芩论相火兼感太阳之方，其症由相火而寒水，故其治，亦当以芩先治其相火也，是以虽同一下利而病源各异，治法冰炭此无他，一因表邪侵里作利，发汗即以止利，一因枢邪作利，清热即以止利，故曰治病必求其本者，即此理也。至其上逆作呕一用夏，一用姜夏者，因葛根汤已有生姜，黄芩汤内无生姜也，此又为不加而自加者也，然下利既当分治加减，何以相同呕，为胃气上逆？二经同在胃，胃药又同为姜夏，故本虽异而变则又同也，呜呼！伤寒真义穷究不尽也。

火伤阳阖治法第一百七十五

伤寒胸中有热，胃中有邪气，腹中痛，欲呕吐者，黄连汤主之。

讲 问曰：伤寒胸中有热，胃中有邪气，腹中痛，欲呕吐，何谓？

答曰：胸中有热，伤寒化火，已由表而半表里也。

胃中有邪气腹中痛，欲呕吐者，半表里火邪已传阳明胃经也。

义 此言相火伤阳明之治法也。按上二法言少阳、太阳之火病，此法言阳明之火病也。夫火邪伤里而未化燥者，不可攻其里也，故先师曰欲呕吐，呕吐，邪虽入里而未实也，里未实，故仍当泻火，火退则胃自安，胃安则呕吐止，黄连汤泻火安胃之方也。此以上三法，皆治相火之主药，亦犹表实阳病统治葛根之义同也。

湿病例第九

湿病章第二十三

表湿病治法第一百七十六

伤寒八九日，风湿相搏，身体疼烦，不能自转侧，不呕，不渴，脉浮虚而濇者，桂枝附子汤主之，若其人大便硬，小便自利者，去桂枝加白术汤主之。

讲 问曰：伤寒八九日，风湿相搏，何以身疼烦，不能自转侧？

答曰：八九日阳经将尽，太阴受病之时也，表上之风与太阴之湿互相搏击，则营卫之道壅塞不通，则烦疼，而痛不能转侧也。

问曰：不呕，不渴，何谓？

答曰：不呕，非少阳症也。不渴，非阳明症也。

问曰：脉浮虚而濇者，何以用桂枝附子汤？

答曰：脉浮者，病仍在太阳之表也。虚而濇者，太阴湿土之脉也。湿邪在表，故仍宜桂枝治其表，附子燥其湿也。

问曰：若其人大便硬，小便自利者，何以用桂枝去桂加术主之。

答曰：大便硬，小便利者，湿在太阴经也，故宜去桂而加术，使药性走里而不走表也。

义 此言湿在表经之治法也。夫湿为太阴所主。为司天之六气，非在脏之脾土也。按脾土虽亦属湿土，但其病自内生，非从外来之邪气也，此例之湿病从外而来，故亦先中太阳，次则传里，或由伤寒后起变化作用，脉由浮紧而变浮虚，方由麻黄亦变桂附矣，但桂附治表虚之湿病，而表实之湿病则又当麻黄加术也，然表虚之邪在表者，固宜桂附，而表虚之邪入里者，又非桂附之力所能治矣，去桂加术职是故也。

里湿病治法第一百七十七

风湿相搏，骨节烦疼，掣痛不得屈伸，近之则痛剧，汗出短气，小便不利，恶风不欲去衣，或身微肿者，甘草附子汤主之。

讲 问曰：风湿相搏，骨节烦疼，掣痛不得屈伸，近之则痛剧，何故？

答曰：风湿在里，故骨节烦疼，掣痛不得屈伸也。

问曰：汗而短气，小便不利，何故？

答曰：风湿在里，营卫不通，三焦之气上逆也。

问曰：恶风不欲去衣，或身微肿，何故？

答曰：恶风，风湿也。不欲去衣，太阳表未解也。或身微肿，湿与水互相为病故也。

义 此言风湿在里之治法也。按上法湿由寒化，此法湿由风生也，寒、风虽异化，湿则同化，湿虽同在表，在里，其治又异，实湿、虚湿，药有寒热之分，实反虚从法，有攻补之别，上法湿伤表重，其治以桂为君，此法湿伤里重，其治以甘为主，一则湿生营卫，一则湿在肌骨也。

燥病例第十

燥病章第二十四

燥伤表治法第一百七十八

伤寒脉浮滑，此表有热，里有寒，白虎汤主之。

讲 问曰：伤寒脉浮滑，此表有热，何以又曰里有寒？

答曰：热极必厥，厥极必热，物理必然之道也，今热在表，其里必寒，若热在里，其表必寒也。

义 此言燥热在表之治法也。按此法“里有寒”三字，古今注家多以‘寒’为‘热’字之误，其实不误也。夫阴阳和则体泰，阴阳不调则病生，阴阳偏胜则病危，阴阳相离则死，此阴阳离合之道，为学理自然之妙用也。然此燥热在表之症，其里势必为寒，此寒也，又非寒冷之寒，实热厥之寒也，不观夫厥阴、阳明成厥法？云伤寒脉滑而厥者，里有热也，同是伤寒化热之暑病，其在太阳则曰：脉浮滑；在阳明，不曰浮；而但曰滑；在太阳则曰此表有热，在阳明则曰里有热也。表有热则曰里有寒，里有热则曰而厥。夫厥为在外之四肢厥冷，按而能知之，盖厥即为外有寒也。夫里有寒，寒在腹内，不能按而知之，故先师只可以三字说其理，不能如厥之直说为厥，不以“外有寒”三字说之也。二法合参，其“里有寒”三字何误之有？呜乎！吾言至此，吾不能言矣，古今诸前辈大多自作聪明，妄为删改，吾不禁为长沙叫屈不已也。

燥伤里治法第一百七十九

伤寒脉结代，心动悸，炙甘草汤主之。

讲 问曰：伤寒，何以现脉结代，心动悸？

答曰：伤寒脉结代，邪已化燥也，燥热在里，里液虚亏，则心血不足，心血不足，故心动悸也。

义 此言燥伤里之治法也。夫燥热在躯壳三阳经，无论表里，皆可以白虎治之，此法燥热在脏腑三阴经，则白虎不能入阴，当以炙甘草汤养血，以滋阴其燥自润也。

伤寒论讲义太阳篇终

辨阳明病脉证篇第二

阳明病总论例第十一

里病总论章第二十五

燥病三纲法第一百八十

问曰：病有太阳阳明，有正阳阳明，有少阳阳明，何谓也？答曰：太阳阳明者，脾约是也。正阳阳明者，胃家实是也。少阳阳明者，发汗，利小便，胃中燥，烦实，大便难是也。

讲 问曰：阳明，何以有三种。

答曰：太阳少阳之转致，各有轻重之别，故有三种。

问曰：何为脾约？

答曰：太阳转属阳明化有燥热，燥热内炽，脾阴先竭，中气不能布化，则脾为约，约者，脾阴枯竭，大便硬，腹满痛，中气约束，不能运转之谓也。

问曰：何谓胃家实？

答曰：家者，阳明胃经所统属之地也。胃家实者，胃经所统属之地，皆有宿食，燥屎，燥气，燥血，结实不通，如腹硬痛，潮热燥屎，谵语，脉大，舌燥等症是也。

问曰：何为胃中燥，烦实，大便难？

答曰：因发汗，利小便，津液已涸，胃中干燥，实而烦，大便不易解也。

义 此言阳明燥病，有轻重之分别三纲法也。按阳明为三阳至内之位，其为病必假表与半表里而入热，其太、少转致虽成燥病，而燥病中又当分别阳热之强弱也。大概误治伤液转燥其病轻，风寒传变化燥者，其病重，观此三纲，以少阳为最轻，不过大便难，烦实而已，太阳又稍重，其脾已约而不行，必有胀痛，便硬之症，至正阳则大实，为完全归府之燥病也。故先师作调胃、小承、大承，即为三纲而设也。

燥金为病法第一百八十一

阳明之为病，胃家实也。

讲 问曰：胃家实，何谓？

答曰：解见上法。

义 此言阳明燥金为病之法也。夫各经为病，皆有见症，而此经独无者，以燥病最注重者为‘实’字，不实则不能成承气症也，不实则不能服承气汤也，不但不实不能用承气，即有半数之实症亦不能用承气，必须胃家所属之脉症皆实，而方可称为阳明燥金之病也，所以本篇总论比各经为独多，本篇治方又比他经为独少也。

太少转致燥病内实法第一百八十二

问曰：何缘出阳明病？答曰：太阳病，若发汗，若下，若利小便，此亡津液，胃中干燥，因转属阳明，不更衣内实，大便难者，此名阳明也。

讲 问曰：太、少转致阳明、不更衣内实、大便难，何谓？

答曰：不外津液已亡，邪从燥化。不更衣者，古人入厕当更衣也，今不更衣，即不大便，不大便，即内实，内实，即大便难，大便难，即为阳明病也。

义 此言燥病内实症之法也。夫阳明有内外症之别，合内外症即为胃家实也，若病内无外有，外无内有，皆不得谓之胃家实也。阳明燥病之内症，以便难为主，便难，即燥屎，燥屎，即内已实也。

燥病外实法第一百八十三

问曰：阳明病外症云何？答曰：身热，汗自出，不恶寒，反恶热也。

讲 问曰：阳明病之外症，何以为身热，汗自出，不恶寒，反恶热？

答曰：身热，则邪从燥化，邪化燥，则汗自出，汗出则表解而恶寒罢，恶寒已罢，则寒水尽除，而燥热独盛，故反恶热也。

义 此言阳明外实症之法也。夫阳明外症以恶热为主，内症以便难为主，恶热，即潮热之甚也，其热已潮则汗自出而恶寒罢，外恶热内而便难，内外症俱现，则正阳阳明之病成矣，然阳明之内外症，又当特别注意者也。

表邪自罢法第一百八十四

问曰：病有得之一日，不发热而恶寒者，何也？答曰：虽得之一日，恶寒将自罢，即自汗出而恶热也。

讲 问曰：病有得之一日，不发热而恶寒者，何也？何谓？

答曰：病初得之第一日，必经太阳之皮毛而入，故一日必有寒，至二日乃阳明之值日，则不恶寒也，故“答曰虽得之一日”，若邪从燥化，其恶寒即将自罢，即自汗出，其表邪罢而恶热也。

义 此言表邪自罢之法也。观此法恶寒恶热二症作极端之比论，可知寒热为表里二经之主症也。夫太阳以寒为主，故曰寒去表已罢；阳明以热为主，故热退里自和也；少阳在二经之间，故出则为寒，入则为热，故为往来寒热也。

里邪自实法第一百八十五

问曰：恶寒何故自罢？答曰：阳明居中土也，万物所归，无所复传，始虽恶寒，二日自止，此为阳明

病也。

讲 问曰：阳明居中土，万物所归，无所复传，何谓？

答曰：阳明为三阳之里，居中宫，属胃土，为阳经最内之地，故传至阳明则邪无去路也。

问曰：二日自止，何谓？

答曰：二日，阳明主气之期也。

义 此言里邪自实之法也。夫里邪自实则表邪自去。虽一日未罢，至二日阳明自主之期，得气之助则燥热立成，恶寒自罢矣。

阳邪转燥法第一百八十六

本太阳病，初得病时，发其汗，汗先出不彻，因转属阳明也。

讲 问曰：发汗不彻，何以转属阳明？

答曰：余邪未尽，津液已耗，故邪从燥化也。

义 此言阳邪转燥之法也。按以此法，承太阳表病例四十七法之义而言发汗，汗出之后，可转属阳明病也。

阴邪病燥法第一百八十七

伤寒发热无汗，呕不能食，而反汗出濈濈然者，是转属阳明也。

讲 问曰：伤寒发热无汗，呕不能食，而反汗出，何以即转属阳明？

答曰：阴邪侵胃则呕不能食，阴邪本无汗，而反汗出者，邪从燥化，故曰属阳明。

义 此言寒属阳明之法也。按上法言汗出而不彻能属阳明，是先有汗而后无汗也，此法不汗出，而反汗出亦属阳明，是先无汗而后有汗也。一则先伤液而后化燥，一则先化燥而后津液乃涸，汗虽相反，化燥则同也。

经气相传法第一百八十八

伤寒三日，阳明脉大。

讲 问曰：伤寒三日，阳明脉大，何谓？

答曰：三日，少阳主气之期也，至三日而脉仍大者，燥邪不由经气而传至少阳也，故曰伤寒三日，阳明脉大。

义 此言阳明病由经气传不传之法也。按太阳篇经气相传法已以明文言之，此篇则不以明文，而且反传其义曰：三日脉大也。

表里相传法第一百八十九

伤寒脉浮而缓，手足自温，是为系在太阴，太阴者，身当发黄，若小便自利者，不能发黄，至七八日，

大便硬者，为阳明也。

讲　问曰：伤寒脉浮而缓，手足自温，何以为属在太阴?

答曰：伤寒之脉浮紧，今反浮缓者，已由寒而化湿也。太阴属脾土，主四肢，故手足自温，是为属在太阴。

问曰：太阴，何以身当发黄?

答曰：太阴属湿土，湿土化热，则身体发黄也。

问曰：小便自利，何以不能发黄?

答曰：湿有所去也。

问曰：至七八日，大便硬，为阳明，何故?

答曰：七八日，又值阳明主气之期，由湿化燥，大便已硬，故为阳明也。

义　此言表里相传之法也。按上法用反笔说经气传之意义，此法亦用反论而言表里相传也，故先由寒而伤脾，由脾再传胃也。又按太阳传经，二法俱用顺传，阳明，二法皆用逆传也，此又为先师变化之理论也。

寒伤燥金法第一百九十

伤寒转属阳明者，其人濈然微汗出也。

讲　问曰：此法与一百八十七法同意，何也?

答曰：立法也。

义　此言伤寒转属阳明之法也。按此法已详于上，

悬壶济世千秋业

以为下法作比例也。

风中燥金法第一百九十一

阳明中风，口苦咽干，腹满微喘，发热恶寒，脉浮而紧，若下之，则腹满，小便难也。

讲 问曰：阳明中风，何以口苦咽干，腹满微喘，发热恶寒，脉浮而紧？

答曰：口苦咽干，少阳症也。腹满微喘，阳明症也。发热恶寒，脉浮而紧，太阳症也。

问曰：下之，何以则腹满，小便难？

答曰：表症、半表里症未罢，故不可下，下之则伤里，故腹满，小便难。

义 此言阳明中风之法也。按上法寒伤燥金，文简意略者，前数法已一再论之也。此法详论中风之病状，由开而枢而阖，三经俱伤邪也。又按阳明中风而现表症、半表里症者，阳明居躯壳之里，其中风，也必经太阳之皮毛，由头项再经颈胁入腹，故现表症之发热恶寒，脉浮紧，半表里之口苦咽干，里病之腹满微喘也。其中风之脉不缓而紧，与大青龙，症风极似寒之理同也。然阳明虽属里症，可下之，而表症未罢，不可下也，下之则伤里，而腹满，小便难也。如此三阳合病之症，不但不可下，即汗、吐、火亦不能用，非以三阳合病之方治之必偾事也。

风寒虚实法第一百九十二

阳明病，若能食，名中风，不能食，名中寒。

讲　问曰：阳明病，何以能食为中风，不能食为中寒？

答曰：风为阳邪，阳热入胃，故能食也。寒为阴邪，阴寒入胃，故不能食。

义　此言以风寒之阴阳定胃经之虚实法也。夫胃为阳土，得热则消化，得寒则停滞，消化则能食，停滞则不能食为物理自然之道也。伤寒胃症，先师常用干姜者，即此理也，由此法之总纲，再起下文之胃阳虚实法也。

胃府阳虚法第一百九十三

阳明病，名中寒不能食，小便不利，手足濈然汗出，此欲作痼瘕，必大便初硬后溏，所以然者，以胃中虚冷，水谷不别故也。

讲　问曰：中寒不能食，小便不利，手足濈然汗出，何以此欲作痼瘕？

答曰：中寒则胃冷，胃冷则不能食而水谷不别，寒侵太阴则水道不利而脾气上逆，故手足汗出也。痼瘕者，屎水同泄之病也。

义　此言胃府阳虚之法也。按阳虚则胃寒，而不能食则不消化而痼瘕作矣，此胃阳虚弱之所以为下利根源也。

胃府阳实法第一百九十四

阳明病欲食，小便反不利，大便自调，食入骨节疼，翕翕如有热状，奄然发狂，濈然汗出而解者，此水不胜谷气，与汗共并，脉紧则愈。

讲　问曰：阳明病欲食，何以小便反不利，大便自调，其人骨节疼，翕翕如有热状，奄然发狂，濈然汗出而解？

答曰：阳明病能食则胃阳实强，实强当小便利，今反不利，大便自调，非胃虚之痼瘕，为胃阳之太过，故翕翕有热，奄然发狂，濈然汗出，乃阳强阴弱，水由上出而为汗，而谷气胜水气，故病自愈也。脉紧则愈，谷气盛也。

义　此言胃府阳实之法也。夫阳明病有阴阳虚实之症，阳虚则下利，阳实则便难，上言阳虚阴盛而作下利，此言阳盛阴虚而作汗出，是阳明之愈剧，当以谷气、水气之强弱为断也。然阳盛，固为胃强之表现矣，又不能太过，太过则成燥病，而为承气症也，不及则成土寒，而为中寒症也。

实反虚从法第一百九十五

阳明病，欲解时从申至戌上。

讲 问曰：阳明病或解时，何以从申至戌上？

答曰：阳虚得阳则病愈。

义 此言阳明虚从之治法也。按三阳主时，少阳最早，太阳居中，阳明最迟为申、酉、戌三时也，此三时属日晡之候，阳明之虚症，固得此时而愈，而阳明之实症又逢此时而剧也，故曰日晡所发湿潮热者，属阳明也，宜承气下之，先师虽未明言实，反然在太阳已详论其理，读者宜三反之也。

胃虚忌攻法第一百九十六

阳明病，不能食，攻其热必哕，所以然者，胃中虚冷故也，以其人本虚，故攻其热[①]必哕。

讲 问曰：不能食，攻其热，何以必哕？

答曰：不能食为中寒，中寒则胃冷，胃冷攻之则胃阳亡，阳亡则作哕。

义 此言胃寒不可攻之法也。夫阳明病，虽以三承气为主方，然三承气对胃家实症而设，若胃虚寒者，当以理中为主，断不能以实方治虚病也。

---

① 热：原作“熟”，据上下文意改。

脾虚忌攻法第一百九十七

阳明病，脉迟，食难用饱，饱则微烦，头眩，必小便难，此欲作谷疸，虽下之腹满如故，所以然者，脉迟故也。

讲 问曰：阳明病，脉迟，食难用饱，饱则微烦，头眩，必小便难，何故？

答曰：迟为在脏，为寒。脾病虚寒，则饮食入胃不能消化，若过饱，则脾经之消化力益弱。三焦之气俱不布化，故有中焦之烦，上焦之眩，下焦之小便不利也。

问曰：虽下之，腹满如故，何谓？

答曰：病在脏而攻其腑，故腹满如故也。

义 此言脾虚不能攻胃之法也。上法言胃虚固不能攻。此法言脾虚之病攻胃亦徒劳也，按脾虚食不消化，故饱则三焦之气不舒，三焦之气不能布化，则一切水湿停积中宫，而作腹胀，身黄之谷疸也。

三焦阴阳俱虚忌攻法第一百九十八

阳明病，法多汗，反无汗，其身如虫行皮中状者，此以久虚故也。

讲 问曰：阳明病，何以法多汗？

答曰：热实则汗自出，汗出津液涸，津液涸方能化燥也。

问曰：反无汗，其身如虫行皮中状者，何也？

答曰：三焦之阴阳俱虚则周身之津液气血不足之故也。

义 此言三焦阴阳俱虚之忌攻法也。夫阳明属胃土，为水谷之海，周身津液气血皆赖胃土之布化，胃强则饮食强，进而气血充足，今不足则胃虚，可知胃虚则必不可攻也。

中焦阳虚忌攻法第一百九十九

阳明病，反无汗而小便利，二三日，呕而咳，手足厥者，必苦头痛，若不咳，不呕，手足不厥者，头不痛。

讲 问曰：阳明病反无汗而小便利，二三日呕而咳手足厥，必苦头痛，何故？

答曰：反无汗者，阳虚。小便利，阴盛也。二三日呕而咳者，胃阳虚而作呕，脾阴盛而作咳，阴盛则手足厥。阳虚则苦头痛也。

问曰：不咳，不呕，手足不厥者，何以头不痛？

答曰：阳升阴降故也。

义 此言中焦阳虚之忌攻法也。夫中焦为阴阳升降之枢，阳虚不能升，阴格于外，故内呕而外头痛，内咳而外手足厥逆也。按头为诸阳之首，四肢为诸阳之末，阳气不能外达，故头痛而厥逆，阳反郁于内，故呕而咳也。然阳能升而阴能降，则必不咳，不呕，手足不厥而头必不痛也。

中焦阴虚忌攻法第二百

阳明病，但头眩，不恶寒，故能食而咳，其人必咽痛，若不咳者，咽不痛。

讲 问曰：阳明病，但头眩，故能食而咳，何以其人必咽痛？

答曰：头眩，阴虚也。不恶寒，阳盛也，阳盛则胃强，胃强故能食。胃阳内炽，阴液被灼，故咽痛也。

问曰：不咳，何以头不痛？

答曰：阴降阳升也。

义 此言中焦阴虚忌攻法也。按上法言中焦阳虚阴盛不能攻胃。此法言中焦阴虚阳盛，亦不能攻胃之法也。阴阳虚不能攻者，恐正气被伤也，盖攻药只可因邪而设，若正盛正虚误攻，则多偾事也。

下焦阴虚忌攻法第二百零一

阳明病，无汗，小便不利，心中懊憹者，身必发黄。

讲 问曰：阳明病，无汗，小便不利，懊憹，何以身必发黄？

答曰：无汗而小便不利，下焦之津液涸也，津液涸则阴虚，阴虚则心中懊侬，而阳热刑阴，血脉受损，故身发黄也。

义 此言下焦阴虚忌攻法也。夫阳明病无汗，应小便利，今小便不利而心中懊侬，则阴虚可知，阴虚阳必盛，阳盛血必枯，血枯又必发黄也。

下焦阳虚忌攻法第二百零二

阳明病被火，额上微汗出，小便不利者，必发黄。

讲 问曰：阳明病被火，额上微汗出，小便不利，何以必发黄？

答曰：阳明病被火则伤阳，阳伤则阳浮而额上汗出，额上汗出则下焦无阳，而小便不利也，小便不利则水无从出，故必发黄也。

义 此言下焦阳虚忌攻之法也。按上法言下焦阴虚固不可下，然下焦阳虚者亦不能下也，二法虽以小便不利喻下焦，一因心中懊侬内热而为阴虚，一因额上汗出外脱而为阳虚也，阴虚虽能发黄，阳虚亦有发黄也，其所以身发黄者，又因小便不利之所致也。

上焦阳虚忌攻法第二百零三

阳明病，脉浮而紧者，必潮热，发作有时，但浮者，必盗汗出。

讲 问曰：阳明病，脉浮而紧，何以必潮热，发作有时？

答曰：脉浮而紧，寒伤阳明，实也。实邪漂捍[①]，易于化燥，故必发潮热也，此为上焦阳实之症，可攻者也。

问曰：但浮者，必盗汗出，何谓？

答曰：但浮不紧者，虚邪也，故盗汗出。

义 此言上焦阳虚忌攻法也。按凡病皆有虚实，今以脉浮而论，浮而紧者，其气血实，实则潮热作而可攻，然但浮而不紧者，非寒气之实邪，为上焦之虚阳外脱，故盗汗出也。

上焦阴虚忌攻法第二百零四

阳明病口燥，但欲漱水，不欲咽者，此必衄。

讲 问曰：阳明病口燥，但欲漱水，不欲咽者，何以此必衄？

答曰：口燥，上焦阴不足也。故但欲漱水，以滋其热，热在上焦，阳气上亢，故必衄。不欲咽者，胃中无

---

① 漂捍：漂，通“慓”。《文选·王褒〈洞箫赋〉》：“状若捷武，超腾逾曳，迅漂巧兮。”李善注：“漂，疾也。汉·司马相如《上林赋》：“驰波跳沫，汩隐漂疾。”《南史·康绚传》：“堰将合，淮水漂疾，复决溃。”汉·张仲景《伤寒论·太阳病中》：“太阳统摄之荣卫，乃风寒始入之两途，风则伤卫，寒则伤荣。卫气慓疾，统气而行脉外。”捍，通“悍”。《韩非子·五蠹》：“无私剑之捍，以斩首为勇。”《史记·货殖列传》：“而民雕捍少虑，有鱼盐枣栗之饶。”司马贞索隐：“人雕捍，言如雕性之捷捍也。”漂捍，即慓悍。迅捷而猛。

热也。

义 此言上焦阴虚忌攻之法也。按热在上焦则头面阳盛，阳盛则欲衄，衄病当清阳，若徒攻其里，无益于病也。

表里津液俱虚忌攻法第二百零五

阳明病本自汗出，医更重发汗，病已瘥，尚微烦不了了者，此大便必硬故也，以亡津液，胃中干燥，故令大便硬。当问其小便日几行，若本小便日三四行，今日再行，故知大便不久出，今为小便数少，以津液当还入胃中，故知不久，必大便也。

讲 问曰：阳明病本自汗出，医更重发汗，病已瘥，尚微烦不了了者，此大便必硬故也，何谓？

答曰：本自汗出，里津已干，更重发汗，表液复竭，故病虽愈而便必硬也。

义 此言表里津液俱虚，忌攻之法也。夫阳明病，液燥邪未解，当以承气攻之，若液燥邪已解，虽大便硬不可攻也，以其为亡津液，胃中干燥之大便硬也，此便硬，当以救液为先，故先师以小便短，为津液还入胃中而便自润，若不润，亦当以生液之品润之，其文外之言，即为不可下也。

表邪侵里忌攻法第二百零六

伤寒呕多，虽有阳明症，不可攻之。

讲 问曰：伤寒呕多，虽有阳明症，不可攻之，何谓？

答曰：伤寒，表邪也。呕多，邪仍有往外之势也，其邪未归府，虽有里症，不可攻之，攻之必伤其里也。

义 此言表邪侵里忌攻之法也。按伤寒中风之表病，侵里表未罢，不可下者，前已一再详论之，此法再为申论，亦慎重之意耳。

半表里邪忌攻法第二百零七

阳明病心下硬满者，不可攻之，攻之利遂不止者，死；利止者，愈。

讲 问曰：心下硬满，不可攻之，攻之何以利不止者死，利止者愈？

答曰：心下硬满，邪在胸膈半内半外，半表半里之间也，当以柴胡、陷胸、泻心治之，不可与承气攻之，攻之利不止者，正气已伤、邪又未解、故死也，利止者，邪已去而正未伤，故愈也。

义 此言半表里邪不可攻之之法也。上法言表邪未罢，不可攻。此法言半表里，邪未归府，亦不可攻也。下法虽为阳明里症而设，燥热在表者，仍不可攻里也。

里邪在表忌攻法第二百零八

阳明病面合赤色，不可攻之，攻之必发热，色黄，小便不利也。

讲 问曰：阳明病面合赤色，何以不可攻之？

答曰：阳明病面合赤色，邪热在表，白虎证也，故不可攻。

问曰：攻之必发热，色黄，小便不利，何故？

答曰：发热，卫阳伤也。色黄，营阴伤也。小便不利，里气伤也。

义 此言里邪在表不可攻里之法也。按燥热在表，误攻其里，则伤其表上之营卫，发热而色黄也，邪在表。里无邪攻之，徒伤其里，故小便为之不利也。

燥金表症虚实治法例第十二

少、太、正三纲燥病章第二十六

少阳阳明治法第二百零九

阳明病不吐，不下，心烦者，可与调胃承气汤。

讲 问曰：阳明病不吐，不下，心烦，何以用调胃承气？

答曰：不吐，不下，未伤胃府。发汗，利小便，烦实，为少阳阳明，故与调胃承气汤治不吐不下心烦之症也。

义 此言少阳阳明之治法也。夫少阳阳明为燥病最轻之症，故其方药亦最和平，然少阳阳明之病，何以为最轻者？以其阳为少阳，少阳者，小阳也，其阳微，其症亦微。腹满，潮热谵语，燥屎之症亦不现。按先师曰："不吐，不下，心烦者"，因少阳阳明之病，为发汗，利小便亡津液所致，并未曾以吐、下攻伤其胃阳也，故上而曰：发汗，利小便，下而曰：不吐、不下，二法合参，四治中，毫无矛盾之处，先师笔法往往如此。

太阳阳明治法第二百一十

阳明病脉迟，虽汗出，不恶寒者，其身必重，短气腹满而喘，有潮热者，此外欲解，可攻里也，手足濈然而汗出者，此大便已硬也，大承气汤主之，若汗多，微发热，恶寒者，外未解也，其热不潮，未可与承气汤，若腹大满不通者，可与小承气，汤微和胃气，勿令大泄下。

讲 问曰：阳明病脉迟，虽汗出，不恶寒者，其身必重，短气腹满而喘，何谓？

答曰：脉迟，在脏为寒燥热未实，虽汗出，不恶寒，其表已罢，而太阴之湿未涸，阳明之燥不实，故有脾主肌肉之身重，腹满，肺主气之短气而喘也。

问曰：有潮热者，此外欲解，可攻里也，手足濈然而汗出者，此大便已硬也，大承气汤主之，何谓？

答曰：有潮热者，阳明之燥气已实，燥实则表必解，故可攻里也。手足濈然而汗出者，脾阴亦涸，脉迟必除，大便必硬，其府已实，故与大承气汤攻之。

问曰：若汗多，微发热，恶寒者，外未解也，其热不潮，未可与承气汤，何谓？

答曰：汗多，微热恶寒，太阳症仍在，故曰外未解，外未解，其热必不潮，阳明之燥未实，故不可攻也。

问曰：若腹大满不通者，可与小承气，汤微和胃气，勿令大泄下，何谓？

答曰：腹大满不通者，脾阴已涸，名为脾约，故可以小承和胃，不可与大承大泄下也。

义 此言太阳阳明脾约之治法也。按阳明与太阴为表里，邪传里，经病未归府，虽太阳表已罢，亦不可攻也，攻之必伤其里，须其热已潮，汗自出，屎已燥，外已解，内已实，乃可攻之也。若无潮热，燥屎，只现腹大满不通者，燥伤脾阴，名为脾约，与小承气和之，即足除太阳阳明之燥病也。

正阳阳明治法第二百一十一

阳明病潮热，大便微硬者，可与大承气汤，不硬者，不与之，若不大便六七日，恐有燥屎，欲知之法，少与小承气汤，汤入腹中转失气者，此有燥屎，乃可攻之，若不转失气者，此但初头硬，后必溏，不可攻之，攻之必胀满，不能食也，欲饮水者，与水则哕，其后发热者，必大便复硬而少也，以小承气汤和之，不转失气者，慎不可攻也。

讲 问曰：阳明病潮热，大便微硬者，何以即可以大承气汤，不硬者不可与之？

答曰：潮热，燥屎为阳明神形二病之主症也，故神已实，形虽微实亦可攻之矣；若但神实，而形未实则邪未完全归府，故不可攻也。

问曰：若不大便六七日，恐有燥屎，何以与小承气汤试之，以失气不失气，定燥屎已成未成之证据？

答曰：潮热，主谵语。燥屎，主大便硬也，硬者，燥气结于内也，不硬者，气未结肠胃，仍多津液未成燥也，故以小承试之，纵误而未致大下亡阳也。

问曰：攻之必胀满，不能食，何谓？

答曰：胀满，伤脾。不能食，伤胃也。

问曰：欲饮水者，以水则哕，其后发热者，必大便复硬而少，何也？

答曰：欲饮水与水则哕者，胃将阳亡也。其后发热，必大便复硬而少者，未归府之邪陷于里而复化燥也。

义 此言正阳阳明之治法也。夫胃家实之病，以潮热，燥屎为主症，有潮热无燥屎，有燥屎无潮热，皆不得谓为完全胃家实，又不能遽用大承气，只可以调胃、小承和之也，若胃未实而误攻之，则脾伤胃败阳亡必也，故先师以潮热有外象可观，有谵语可辨，可诊而得之。而燥屎虽有腹满，不大便，可按，但在腹内完全化燥否？胃家真实否？不可尽知，往往便虽闭，而初硬后溏，腹虽满而里未实，遽以大承攻之，每致偾事，故用大承者，必先以小承试之，有失气者为有燥屎，否则未成也。然邪未完全归府之症，误攻之而胃阳即亡，间亦有攻之表邪陷胃而复化燥者，则仍可以小承下之也。

燥伤神病章第二十七

神病虚实法第二百一十二

夫实则谵语，虚则郑声，郑声者，重语也。

讲 问曰：谵语为实，郑声为虚，何谓？

答曰：谵语者，语无论次，不避亲疏而骂人也。郑声者，语言重复也。二症皆为潮热所作，一实一虚也。

义 此言神病谵语虚实之法也。夫谵语有数种，其声若怒，有如癫狂骂人者；有如见鬼状者；有自言自语，胡说者。若郑声则其声和，常言日常所作之事，一而再，再而三剌剌不休也。

神病生死症法第二百一十三

直视，谵语，喘满者，死；下利者；亦死。

讲 问曰：直视谵语，何以喘满者死，下利者亦死？

答曰：谵语而直视，神已散也。喘满，气外脱也。下利，气内脱也。外脱、内脱，俱正气将亡之候，故俱死也。

义 此言神病谵语生死症法也。夫谵语为潮热所作，潮热又为燥气之伤营，营也者，又为神之所寄也，故神离气脱，无有不死者也。

神病生死脉法第二百一十四

发汗多，若重发汗者，亡其阳，谵语，脉短者，死，脉自和者，不死。

讲 问曰：汗多亡阳，谵语，何以脉短者死，和者不死？

答曰：汗多营卫受伤而阳亡，阳亡之谵语，脉短者，气血皆不足也，攻之不可，补之不能，故死也。脉和者，营卫未败，正气仍充，故不死也。

义 此言神病生死脉法也。按阳明以汗出，阳实而发谵语。若汗多亡阳则阴阳气败，脉短者，气血不足，故死。和则气血未伤，虽有谵语，可攻之而愈也。

内燥谵语法第二百一十五

伤寒，若吐、若下后不解，不大便五六日，上至十余日，日晡所发潮热，不恶寒，独语如见鬼状，若剧者，发则不识人，循衣摸床，惕而不安，微喘，直视，脉弦者生，濇者死，微者，但发热，谵语者，大承气汤主之，若一服利，止后服。

讲 问曰：伤寒吐下后，不大便五六日，上至十余日，何以发现潮热，谵语？

答曰：吐下后，内液已燥，故不大便也。五六、十余日，皆阴经主气之期而仍化燥，现潮热，谵语者，内实也。

问曰：剧者，不识人，循衣摸床，惕而不安，微喘，直视，何以脉弦者生，濇者死？

答曰：剧者，病重也，病重则神智昏迷，故循衣摸床，惕而不安，微喘，直视，神气俱败也。脉弦者，正气足，可攻，故生也，濇者，正风衰败，不能攻，故死。

问曰：微者，但发热，谵语者，大承气汤主之，一服利，止后服，何故？

答曰：微者，病轻也，轻则但发热，谵语，神气未败，故可攻之，然大承力猛，不能过服，过服恐亡阳故也。

义 此言内液干燥成谵之法也。夫吐下之法，固为清洁胃府，然吐下后，其胃府之津液亦随之而亡，若邪化燥则必现便硬，潮热，谵语之症。按谵语，有可治与不治之症，其神智糊涂，不识人事，循衣摸床，阳亢于上，喘而直视者，危症也；若其真阴未绝，脉弦者，虽危犹可攻之而愈也；若真阴已绝而脉濇者，虽以大承而已不及也。然症之轻，但发热，谵语者，即当与大承攻之，以泻其实，不可因循误事，致其神智糊涂，脉濇而成不治之症也。又按服大承气，以大便利为度，若过服而下利不止，则又为亡阳之死症也。

外燥谵语法第二百一十六

阳明病，其人多汗，以津液外出，胃中燥大便必硬，硬则谵语，小承气汤主之，若一服谵语止，更莫复服。

讲 问曰：阳明病多汗，胃中燥，大便硬，谵语，何以小承气汤主之？

答曰：汗多，表上之津液外出，致胃燥成谵。其症轻，其方亦当小也。

义 此言外液干燥成谵之法也。按上法内燥成谵，病因于里，故宜大承直攻其胃。此法外燥成谵，病因于表，故不宜大承之大攻，当宜小承之小攻也。又按表病，以表为重，治表之法，大青龙攻表，小青龙攻表中之里也。里病以里为重，治里之法，反而用之，以大承攻里，以小承攻表也，先师之论，虽一字之微，而意义无穷尽也。

里虚谵语法第二百一十七

阳明病谵语，发潮热，脉滑而疾者，小承气汤主之，因与承气汤一升，腹中转失气者，更服一升，若不转失气者，勿更与之，明日不大便，脉反微濇者，里虚也，为难治，不可更与承气汤也。

讲 问曰：阳明病谵语，发潮热，脉滑而疾者，何以用小承气汤？

答曰：潮热谵语，神病也。脉滑而疾，热盛也。有神病而无形病，故用小承，不用大承也。

问曰：服承气转失气，可更服，不失气，何以勿更与之，明日不大便，脉反微濇者，为里虚？

答曰：潮热谵语，里中之表症也，有表症之潮热谵语，无里症之燥屎腹满，故宜服小承，不转失气者，勿更与之，因里未实也。

义 此言里虚谵语之法也。夫阳明病攻之之法，须表里症俱现，方称为胃家实也，若但有谵语而无燥屎，则为表实里虚之病，虽与小承服之，犹当慎重也。若服承气，腹中转失气者，为里已实，可攻者也；若不失气者，为里未实，不可攻也。此失气、不失气为先师诊断阳明胃家实之指南针，识生亦累经实验而不爽者也，若服汤不转失气，不但不能愈病，且其大便反为不通，而为虚闭。脉微而濇，正气消亡，必为难治之亡阳或亡阴症也。

里实谵语法第二百一十八

阳明病谵语，有潮热，反不能食者，胃中必有燥屎五六枚也，若能食者，但硬耳，宜大承气汤下之。

讲　问曰：阳明病谵语，有潮热反不能食者，胃中必有燥屎五六枚，若能食者，但硬耳，何谓？

答曰：潮热谵语，胃阳实也。应能食反不能食者，阳实内结燥屎已成也。

义　此言里实谵语之治法也。按上法有潮热谵语而无燥屎，表虽实而里未实，故不能以大承攻之也。此法有潮热谵语而有燥屎，胃家之表里俱实，故可以大承攻之。然辨燥屎之法，又以能食不能食为断。夫阳强固能食，而阳极太过则又反不能食也，此又不能误作胃中寒不能食之不能食也。起初以能食为胃热，热时其便但硬，未致于燥结，至成燥结之屎，则又消化之机关停止，而又不能食也。

热入血室谵语法第二百一十九

阳明病下血，谵语者，此为热入血室，但头汗出者，刺期门，随其实而泻之，濈然汗出则愈。

讲 问曰：阳明病下血，谵语者，何以此为热入血室？

答曰：下血，血室空虚，邪因入而谵语，故为热入血室也。

问曰：燥热入血室，何以但头汗出者，刺期门？

答曰：但头汗出者，热在表，里未热也，毋庸攻里，泻其肝血，血下热自除，谵语自止也。

义 此言热入血室之谵语也。夫谵语，虽属阳明燥伤神之病而致谵之由，不止胃府一经也，而治之之法，又不止一方，故此以下诸法虽同为燥热成谵，而兼有他经之症者，其治未可概与大承也。

风成谵语法第二百二十

汗出谵语者，以有燥屎在胃中，此为风也，须下之，过经乃可下之，下之若早，语言必乱，以表虚里实故也，下之则愈，宜大承气汤。

讲 问曰：汗出谵语者，以有燥屎在胃中，何以此为风也？

答曰：中风，为阳邪，阳热盛则汗出，汗出则胃燥，胃燥则神昏，神昏则谵语也。

问曰：须下之，何以过经乃可下之？

答曰：阳热入胃阳虽谵，屎虽燥，而汗多表虚也。表里未实，故过经后须待其表气亦实，方可攻之也。

义 此言风热入胃谵语之法也。夫汗多津液涸而成胃家实症者，里虽实而表犹虚也，表虚遽攻之，则神愈浮，故其语言益乱，以谵语为阳明之表也，必待过经之后，其表里俱实，下之则愈也。

寒成谵语法第二百二十一

伤寒四五日，脉沉而喘满，沉为在里，而反发其汗，津液越出，大便为难，表虚里实，久则谵语。

讲 问曰：伤寒四五日，脉沉而喘满，何谓？

答曰：伤寒四五日，正直阴经主气之期，而脉沉喘满，邪已入里也。

问曰：反发其汗，津液越出，大便为难，表虚里实，久则谵语，何谓？

答曰：里病治表，表上之液愈耗，内热益盛，故久则成燥也。

义 此言伤寒而成谵语之法也。按寒入里经，亦能化燥，寒在表者，固当发汗，寒而入里，仍发其汗，不但不能治寒，且增其内热而成谵语也。

三阳合病谵语法第二百二十二

三阳合病，腹满，身重难以转侧，口不仁而面垢，谵语遗尿，发汗则谵语，下之则额上生汗，手足逆冷，若自汗出者，白虎汤主之。

讲 问曰：三阳合病，何以腹满，身重难以转侧，口不仁而面垢，谵语遗尿？

答曰：腹满，口不仁，面垢，里病也。身重难以转侧，半表里病也。遗尿，自汗出，表病也。

问曰：何以不可汗下？

答曰：汗之，伤其里，阳亡而谵语作。下之，伤其表，阳亡而额上生汗，手足逆冷，故不可汗、下也。

义 此言三阳合病，谵语主治之法也。夫三阳合病太、少、明三经俱伤邪也，三经俱伤邪，汗之不能，下之不可，和解亦非其治，故三经之药俱不用，以清热为主方也。

二阳并病谵语法第二百二十三

二阳并病，太阳症罢，但发潮热，手足漐漐汗出，大便难而谵语者，下之则愈，宜大承气汤。

讲 问曰：二阳并病？何以须太阳症罢而方可攻之？

答曰：表里并病，汗下之法不能并治也，必须表症罢而可攻里，否则汗下倒施，则为逆也。

问曰：发潮热，手足汗出，大便难，谵语者，何以即可下之？

答曰：手足汗出，脾阴被迫燥，病已实，潮热谵语，大便难，皆胃家实也，故可攻。

义 此言二阳并病谵语之治法也。按太阳阳明并病，太阳篇已一再论之，皆先治其表，表解而后治里，所以此法直说曰太阳症罢，但潮热，谵语，便难，汗出者，下之则愈，宜大承气汤主之。

三焦热郁成谵法第二百二十四

阳明病，脉浮而紧，咽燥口苦，腹满而喘，发热汗出，不恶寒反恶热，身重。若发汗则躁，心愦愦反谵语；若加烧针，必怵惕，烦躁不能眠；若下之，则胃中空虚，客气动膈，心中懊憹，舌上苔者，宜栀子豉汤主之，若渴欲饮水，口干舌燥者，白虎加人参汤主之，若脉浮发热，渴欲饮水，小便不利者，猪苓汤主之。

讲 问曰：阳明病，脉浮而紧，咽燥口苦，腹满而喘，发热汗出，不恶寒反恶热，身重，何谓？

答曰：脉浮而紧，太阳病也。咽燥口苦，少阳病也。腹满而喘，发热汗出，不恶寒反恶热，阳明病也。

问曰：汗之，何以则躁，心愦愦反谵语？

答曰：汗之，伤少阴心肾之气，故躁而心愦愦，津液涸，热化燥，语，故谵也。

问曰：加烧针，何以必怵惕，烦躁不能眠？

答曰：烧针，半表里之药也，火伤其相火，胆气浮而怵惕。火热盛而烦躁不能眠，君火被动也。

问曰：下之，何以胃中空虚？

答曰：下，伤其阳明之气，则胃中空虚也。

问曰：客气动膈，心中懊憹，舌上苔者，何以用栀子豉？

答曰：膈为中焦，心中懊憹，热在中焦，君火实强也。舌上苔，胃有热也，故宜栀子豉汤以泻其君火。

问曰：若渴欲饮水，口干舌燥者，何以用白虎加人参？

答曰：口干舌燥，热在上焦也，故与白虎加参清其表。

问曰：若脉浮，渴欲饮水，小便不利者，何以用猪苓汤？

答曰：小便不利，下焦有热也，故用猪苓汤以导之。

义 此言三焦热郁成谵法也。按此法先师以三阳合病起，三焦热郁之症，首段言三阳合病之症，中段言汗、火、下误治之变症，末段言三焦清热治谵之方也。

谵语忌伤液法第二百二十五

阳明病，汗出多而渴者，不可以猪苓汤，以汗多胃中燥，猪苓汤复利其小便故也。

讲 问曰：阳明汗多，何以不可服猪苓？

答曰：猪苓，利小便，汗出已多，胃中已燥，再复利水，立致谵语故也。

义 此言利水成谵之法也。夫阳明病以亡津液，胃中燥而燥病即成，燥成即发谵语，若汗多而再利小便，则未有不成谵语者也，故先师谵语末，一法结以猪苓者，即此理也。

燥病三阳虚实章第二十八

下焦阳虚法第二百二十六

脉浮而迟，表热里寒，下利清谷者，四逆汤主之。

讲 问曰：脉浮而迟，表热里寒，下利清谷，何谓？

答曰：脉浮，表病也。迟，寒症也。表热，故发热。里寒，故清谷，皆下焦无阳也。

义 此言下焦阳虚之法也。按自此以下四法，俱言胃府、上、中、下三焦阳虚及阳实之法也。然下焦阳虚则必下利，谷不化，虽有表热，亦不能治表，故以四逆救里，镇其下焦之虚阳，方合治法先后之本旨。

中焦阳虚法第二百二十七

若胃中虚冷，不能食者，饮水则哕。

讲 问曰：胃中虚冷，不能食者，何以饮水则哕？

答曰：胃中虚冷，中焦阳虚，阳虚则不能化水，故哕也。

义 此言中焦阳虚之法也。按中焦属胃土，土燥则便坚，土寒则便利，不能食者，胃寒无阳也，当温中，反以水饮之，其阳益虚，故作哕也。

上焦阳实法第二百二十八

脉浮发热，口干鼻燥，能食者，则衄。

讲 问曰：脉浮发热，口干鼻燥，何以能食者，则衄？

答曰：热在上焦，故口干鼻燥。能食者，胃阳实也，阳实故衄。

义 此言上焦阳实之法也。夫上焦有热则卫阳外浮，热迫血而妄行则作鼻衄，况阳明之胃阳又盛，其热益甚，白虎正其治也。

三焦阳实法第二百二十九

阳明病下之，其外有热，手足温，不结胸，心中懊

憹，饥不能食，但头汗出者，栀子豉汤主之。

讲　问曰：阳明病下之，其外有热，手足温，不结胸，心中懊憹，不能食，头汗出，何谓？

答曰：下之伤胃，其邪内陷。外有热，表未除也，手足温，未入三阴。不结胸，未入半表里也。心中懊憹，饥不能食者，中焦有热也。但头汗出者，上焦有热也。

义　此言三焦俱热之法也。按三焦俱热之治法，外热盛者，多用白虎为主，内热盛者，多用栀子为主也。

燥病少阳下利法第二百三十

阳明病，发潮热，大便溏，小便自可，胸胁满不去者，小柴胡汤主之。

讲　问曰：阳明病发潮热，何以大便溏，小便自可？

答曰：少阳半表里之邪未罢，故便溏而胁满。虽潮热，里未实也。

义　此言燥病少阳下利之治法也。夫燥兼相火而病，总以和解为先，待邪已归府，乃可下之，未归府而下之，则里伤邪陷，其病当益甚也。

燥病少阳上呕法第二百三十一

阳明病，胁下硬满，不大便而呕，舌上白苔者，可

与小柴胡汤，上焦得通，津液得下，胃气因和，身濈然而汗出，解也。

讲 问曰：阳明病，胁下硬满，不大便而呕，舌上白苔者，何以用小柴胡汤?

答曰：胁下硬满，少阳症也。不大便，阳明症也。而呕，少阳之气不下趋而上逆，上逆则舌上白苔发现也。

义 此言燥病少阳上呕之治法也。按上法言阳明之神病，其热已潮而屎未燥，相火下趋，便溏、尿利者，以小柴转其枢也。此法言阳明之形病，屎已燥，热未潮，相火上逆而呕，舌白者，亦以小柴转其枢也。总之，燥火兼病，先治火而后治燥，竭其来源，转其半表里，使上、中、下三焦之气，升者升，降者降，而病自愈也。

燥病少阳中郁治法第二百三十二

阳明中风，脉弦浮大而短气，腹都满，胁下及心痛，久按之气不通，鼻干不得汗，嗜卧，一身及面目悉黄，小便难，有潮热，时时哕，耳前后肿，刺之少差，外不解，病过十日，脉续浮者，与小柴胡汤，脉但浮无余症者，与麻黄汤，若不尿，腹满加哕者，不治。

讲 问曰：阳明中风。何以脉弦浮大?

答曰：弦，少阳也。浮，太阳也。大，阳明也。

问曰：短气以下至时时哕，何谓？

答曰：少阳相火郁于半表里。短气，上焦病也。腹都满，下焦病也。胁下及心痛，中焦病也。鼻干不得汗，热在表也。嗜卧，一身及面目悉黄，热在半表里也。小便难，有潮热，时时发热，在里也。

问曰：刺之少瘥，外不解，病过十日，脉续浮者，何以用小柴胡汤？

答曰：刺之少瘥，而表不解，至阴经而表症仍在者，故仍当以小柴治相火由表而升也。

问曰：脉但浮，无余症者，何以用麻黄？

答曰：病在太阳表症，故当汗之也。

问曰：若不尿，腹满，加哕者，何以不治？

答曰：邪实正虚，攻之不可，故不治也。

义 此言燥在少阳中郁法也。按上二法，言少阳相火与燥兼病，一上逆，一下趋。此法则为中郁不升不降，然不升不降而又涉及表里，故现三阳诸脉症也，三阳之脉症而其治法，必观其邪涉于何经，则以何法治之，治法中又当别其虚实，实者宜攻，虚者不宜攻也。麻黄、柴胡、承气三方，皆可按症而索也。

燥病木郁液竭法第二百三十三

阳明病自汗出，若发汗，小便自利者，此为津液内竭，虽硬，不可攻之，当须自欲大便，宜蜜煎导而通

之，若土瓜根及与大猪胆汁，皆可为导。

讲 问曰：阳明病自汗出，若发汗，小便自利者，何以此为津液内竭，不可攻之？

答曰：阳明病本自汗出，若更发汗，小便自利者，躯壳、脏腑之津液皆亡，故不可攻也。

问曰：当须自欲大便，用当蜜、土瓜、猪胆，何意？

答曰：都是滑腻之物，润其肠壁则便自下也。

义 此言燥病本郁液竭之法也。按阳明病本液竭而成燥，而津液未致于竭。此法津液内竭，若以大承攻之，不但不能作利，恐其阳亦随泻而亡也。按其原因，由津液涸竭，木无水养，其气不能疏泄而大便闭，即胆汁不下之便闭也，故不能用攻胃之承气，宜以润燥之滋润品也。

燥病太阳营虚法第二百三十四

阳明病脉迟，汗出多，微恶寒者，表未解也，可发汗，宜桂枝汤。

讲 问曰：阳明病脉迟，汗出多，微恶寒者，何以用桂枝汤？

答曰：迟，为寒为阴。汗出多，营血弱。恶寒，表未解。此表虚之症，故宜桂枝以调营也。

义 此言燥病太阳营虚之治法也。按阳明以多汗为里实，但多汗，脉大，脉紧者，方可断为里实。今多汗而脉迟，则为营虚，可知桂枝汤调营之方也。故虽属阳明亦可用桂。

燥病太阳卫实法第二百三十五

阳明病脉浮，无汗而喘者，发汗则愈，宜麻黄汤。

讲 问曰：阳明脉浮，无汗而喘，何以用麻黄汤？

答曰：脉浮无汗而喘，卫实也，故宜麻黄汤。

义 此言燥病太阳卫实之治法也。按上法言燥病之营虚用桂。此法言燥病之卫实，用麻也，阳明虽属里症，而有营虚卫实之病，虽有阳明症，而当用太阳方也。

燥病太阳营卫热郁法第二百三十六

阳明病发热汗出，此为热越，不能发黄也，但头汗出，身无汗，剂颈而还，小便不利，渴引水浆者，此为瘀热在里，身必发黄，茵陈蒿汤主之。

讲 问曰：阳明病发热汗出，此为热越，何以不能发黄？但头汗出，身无汗，剂颈而还，小便不利，渴引水浆者，何以此为瘀热在里？

答曰：发热汗出，营卫之热由表而解，故不能发黄。但头汗出，身无汗，剂颈而还，大肠表气，虽泄枢属之颈胁，腹热不得外达而小便不利，脏腑之瘀热，又内蕴且燥，热内炽，渴欲饮水，周身之津液不能排泄，故发黄也。

义 此言燥病太阳营卫热郁之法也。按燥气在表，必伤其营卫之气，然有汗而小便利者，其邪有路可通，不致内郁，若汗不出，小便不利，口渴欲饮者，水气日增，瘀热日盛，故身必发黄也。

燥病太阳营卫蓄血法第二百三十七

阳明症，其人喜忘者，必有蓄血，所以然者，本有久瘀血，故令喜忘，屎虽硬，大便反易，其色必黑，宜抵当汤主之。

讲 问曰：阳明病，其人喜忘，何以必有蓄血？

答曰：心主血，血受燥伤成瘀，则心神不敏而喜忘也。

问曰：何以屎虽硬，大便反易？

答曰：血受燥，逼其下行，故屎虽硬，而血和屎下滑而不濇，大便反易也。其所以色黑者，即是故也，抵当汤攻瘀以去邪也。

义 此言阳明燥热伤血之治法也。夫燥热盛则营卫受热刑，逼血变为瘀，然瘀血下行，从便而出。受腹内之煎熬，血红者变为黑，故其色必黑，而血液滑腻，故屎虽硬，大便反易出也，抵当汤攻瘀之猛剂也。

燥金里证虚实例第十三

燥伤形病章第二十九

燥屎内症法第二百三十八

阳明病下之，心中懊侬而烦，胃中有燥屎者，可攻；腹微满，初头硬后必溏，不可攻之；若有燥屎者，宜大承气汤。

讲 问曰：阳明病下之，心中懊侬而烦，胃中有燥屎者可攻，何谓？

答曰：下者，普通之药，如调胃、小承之类是也，攻者，大下之，大承是也。里病下之，心中懊侬而烦，里症已现热，已归府，如有不能食，腹大满，转失气绕脐痛，烦躁发作有时诸症，为燥屎已成，可以大承攻之也。

问曰：腹微满，初硬后必溏，何以不可攻之？

答曰：腹微满，里未全实也，故不可攻。

义 此言燥屎内症之治法也。按上章言阳明热在神而为谵语。此章言阳明热在形而为燥屎也。然神即气与卫，形即经与营，一在表，一在里也，此表里二症，为阳明症之纲领，有潮热谵语，即可称为表已实，有腹满，燥屎，即可称为里已实，有此二大实症，故曰阳明之为病，胃家实也。

燥屎外实症法第二百三十九

病人不大便五六日，绕脐痛，烦躁，发作有时者，此有燥屎，故使不大便也。

讲 问曰：病人不大便五六日，绕脐痛，烦躁发作有时，何以为有燥屎？

答曰：饮食在胃者，为宿食。在肠者，为燥屎。脐为大小肠盘绕之地，故肠中之燥屎不能循肠而下行，滞而作痛，燥屎行一节则作痛一次，故现是症也。

义 此言燥屎外症之法也。夫屎而曰燥，干燥无液之谓也。屎而干燥无液，其屎不能下达，不下达，故大便不利而闭塞不通也。按此绕脐痛，与脐中痛又有别。烦躁发作有时，与时时下利又有别，其一太阴之症，其一阳明之病也，虽同属腹，同为土，而阴阳虚实大有分别也。

燥屎内外虚实法第二百四十

病人烦热，汗出则解，又如疟状，日晡所发热者，属阳明也，脉实者，宜下之，脉浮虚者，宜发汗，下之与大承气汤，发汗宜桂枝汤。

讲 问曰：病人烦热，汗出则解，又如疟状，日晡所发热，何以脉实者宜下之，脉浮虚者，宜发汗？

答曰：烦热汗出则解，汗出表和也。又如疟状，日晡发热，里实症也。脉实者，阳明里实之汗，故当下之。脉浮虚者，太阳表虚之热，故宜汗也。

义　此言燥屎内实外虚之治法也。夫阳明病，本当汗出，津液去而里方实，然里病脉当实，乃可攻之。若汗出，日晡发热，脉浮虚者，虽有潮热，不可下也，以其为表虚之汗，非里实之汗也，呜乎！似是而非之病，辨之不明，死生顷刻，可不慎乎？

燥屎经结法第二百四十一

大下后，六七日不大便，烦不解，腹满痛者，此有燥屎也，所以然者，本有宿食故也，宜大承气汤。

讲　问曰：大下后，六七日不大便，烦不解，腹满痛者，此有燥屎，何以本有宿食？

答曰：大下后，津液已去，又值阳明而化热，大便复硬，故有燥屎也，其所以致此燥屎者，因燥气未尽，饮食入胃不能消化而成宿食，宿食日久而成燥屎也，心烦，燥屎之见症也，腹满，阳明之经病也。

义　此言燥屎经结之治法也。按伤寒传经之理变化，莫测在表之病，有汗后，仍当汗者。在里之病，有下后，再用下者，因其邪未尽，得阴阳之助而复发也。上法言明明燥屎，因脉症相反，本当下而不可下也。此法明明大下之后，因脉症相应，虽已下而仍当再大下之也。同是阳明燥屎之病，虽可下而不当下，一不可下而必须再下也。

燥屎气结法第二百四十二

病人小便不利，大便乍难乍易，时有微热，喘冒不能卧者，有燥屎也，宜大承气汤。

讲 问曰：病人小便不利？大便乍难乍易，时有微热，喘冒不能卧，何以为有燥屎？

答曰：病在气而不在经，邪在上而不在下，在表而不在里故也。

义 此言燥屎气结之治法也。夫阳明燥屎症，大都小便利，汗出潮热，腹硬满，方能称为胃实之燥屎症也。然此法先师恐人过于拘执，特以绝对相反之症，亦与大承攻其燥屎也，上云小便利，此云小便不利，上云不大便，大便硬，此云大便乍难乍易，上云潮热，此云微热，上云腹满之里症，此云喘冒之表症也。由是观之，按症索方可不慎乎？盖不守成法，虽能误人，但徒守成法，亦有误人性命之虑也，孙真人曰：胆欲大而心欲小，实为医林之座右铭也。

燥病阳虚阳亡阳实章第三十

胃家虚寒法第二百四十三

食谷欲呕者，属阳明也，吴茱萸汤主之，得汤反剧者，属上焦也。

讲 问曰：食谷欲呕，属阳明，与吴茱萸汤，得汤反剧，属上焦，何谓?

答曰：胃为水谷之海，食谷欲呕，胃虚寒也，故以吴茱萸汤温之，若得汤反剧者，非中焦之胃寒，为上焦之气不利也。

义 此言胃土虚寒之治法也。按里病例所论之症，概以腹内为范围，上法胃家实症已详且尽，然百病有热必有寒，有实必有虚，不可胶柱鼓瑟，谬执成见，所以先师实症之后，复述阳明之虚症也。此法胃寒作呕，特与吴茱萸汤以暖胃也。

胃家虚热法第二百四十四

太阳病，寸缓关浮尺弱，其人发热，汗出，复恶寒，不呕，但心下痞者，此以医下之也，如其不下者，病人不恶寒而渴者，此转属阳明也，小便数者，大便必硬，不更衣十日，无所苦也；渴欲饮水，少少与之，但以法救之；渴者，宜五苓散。

讲 问曰：太阳病，寸缓关浮尺弱，其人发热汗出，复恶寒，不呕，但心下痞，何故?

答曰：寸缓，上焦之阳微。尺弱，下焦之阴弱，关浮，中焦之阴阳俱虚也。其人发热汗出，复恶寒者，表上之虚邪未罢也。不呕，无半表里症也。心下痞者，邪已入里也，但此为表邪下陷于里之症，必因误下而有此现象，若未误下者，亦为表邪传里之症也，表邪传里，必化燥而成阳明症，阳明症成，又必恶寒罢，而表症除，口渴作而里症现也，里症将现，其小便必数，大便自硬也，然大便虽硬，此非实邪之化燥，为虚邪之自传，虽便硬无所苦也，故其口渴，虽属燥，然不宜承气，只宜五苓，以宣阳足矣。

义 此言胃家虚热之治法也。按胃为阳明燥金，胃阳实者，固用大承，然胃阳虚者，虽有不大便之症，亦不能遽攻也，此热为胃虚之浮阳作渴，五苓有宣阳之力，针锋相对也。

外脱阳亡法第二百四十五

脉阳微，而汗出少者，为自和也；汗出多者，为太过；阳脉实，因发其汗出多者，亦为太过，太过为阳绝于里，亡津液。大便因硬也。

讲 问曰：脉阳微，而汗出少者，何以为自和？汗出多者，何以为太过？

答曰：脉微汗少者，脉症相称，故为自和。若脉微汗多，为脉症相反，为亡阳之相反症也。

问曰：阳脉实，因发汗过多者，何以亦为太过，为阳绝于里，亡津液大便因硬也？

答曰：阳脉虽实，发汗过多，亦为亡阳也，津液内绝，故大便因硬。

义 此言外脱阳亡之法也。夫阳明症，虽以多汗为主，然阳实者，若发汗过多，亦能亡阳，其阳微之症，更不必论矣。按大便硬，虽为阳实，然亡阳之津液内竭，亦有便硬者，又不可不知也。

内陷阳亡法第二百四十六

脉浮而芤，浮为阳，芤为阴，浮芤相搏，胃气生热，其阳则绝。

讲 问曰：脉浮而芤，何以胃气生热，其阳则绝？

答曰：浮为阳脱，芤为阴脱，里病脉当沉实，今芤而浮，胃气无根暴出，故为阳绝也。

义 此言内陷阳亡之脉法也。按阴为阳之本，阳为阴之使，阴无阳则不生，阳无阴则不长，阳明多气多血，脉当沉实而大，脉症方相称也，实症而得虚脉，阳独浮而阴独弱，其胃气内脱必也。

脾约阳结治法第二百四十七

趺阳脉浮而濇，浮则胃气强，濇则小便数，浮濇相搏，大便则难，其脾为约，麻仁丸主之。

讲 问曰：趺阳脉浮而濇，何以为脾约？

答曰：趺阳，喻右关脉也。浮为阳，气有余，濇为阴，血不足，阳气有余则热盛，阴血不足则液涸，胃强脾弱，阳盛阴虚，故其大便难而脾为之约也。

义 此言脾燥阳结之治法也。按表症例所言，皆三阳之虚实，病在外也。此里症例，言脾胃之强弱，病在内也，脾主中州，得血则润而升降有常，今阴涸而阳盛，其脾未有不被燥灼而约束，不升不降者也，麻仁润燥之剂，非攻下之品，用之于脾约为最宜。

胃燥阳结治法第二百四十八

太阳病三日，发汗不解，蒸蒸发热者，属胃也，调胃承气汤主之。

讲 问曰：太阳病三日，发汗不解，蒸蒸发热者，何以属胃？

答曰：太阳病三日，正值少阳主气之期，汗之而反发热蒸蒸者，寒邪化热，表病传里，故属阳明胃病也。

义 此言胃阳燥结之治法也。按上法言脾阴涸而大便难，与麻仁丸，以润燥津液由内而亡之法也。此法言阳盛而胃实，与承气，以调胃津液由外而亡之法也。先师特设麻仁、调胃二方，承上大攻之法外，又有小攻之法也，更以此缓下之法，启下章急下之法，当大者大而用之，当小者小而服之，或重或轻，或缓或急，令人神妙莫测，此先师之所以称为医圣也。

寒实成燥治法第二百四十九

伤寒吐后，腹胀满者，与调胃承气汤。

讲 问曰：伤寒吐后，腹胀满，何以用调胃？

答曰：伤寒吐后，吐则胃中空虚，寒邪乘虚而入而化燥，故腹胀满，宜攻之。

义 此言寒实成燥之治法也。按上数章都言胃实之重症，由经气而传者也，此法与下法，却言表上之风寒汗、吐、下后，忽而化燥，以轻剂治之者也。由是观之，胃症之大实、小实，总以其症之轻重为断，按燥病之有三承气，犹表病之有葛、麻、龙也。

风实成燥治法第二百五十

太阳病，若吐，若下，若发汗，微烦，小便数，大便因硬者，与小承气汤和之，愈。

讲 问曰：太阳病，若吐，若下，若发汗，微烦，小便数，大便因硬，何谓？

答曰：太阳病，喻阳邪之化燥也。汗、吐、下，津液去，阳实，故心烦，阴虚，故便数。

义 此言风实成燥之治法也。按风为阳邪，其性热，其化燥。亦重寒为阴邪，其性寒，其化燥亦轻，故寒化燥之，所以用调胃；风化燥之，所以用小承也。承气而曰调胃，其名已在其功效，不问可知，小承而犹曰和之，又曰小其功效之义，已在其名又可知也。观此以上数法，仲圣之用攻药，似乎慎之又慎，更观下文之“目中不了了，汗多，腹满”等症，并无胃家大实症，而反以大承急下之，似乎稍延五分钟，即为不救之症也者，呜乎！非具有大英雄、大豪杰之学识者，不可以读伤寒，不可以用经方也，悲夫！读《温病条辨》、《温热经纬》之流观之，必咋舌不语而心惊胆战也。

六经燥病章第三十一

开枢归府可攻不可攻法第二百五十一

得病二三日，脉弱，无太阳、柴胡症，烦躁，心下硬，至四五日，虽能食，以小承气汤，少少与，微和之，令小安，至六日与承气汤一升，若不大便六七日，小便少者，虽不能食，但初头硬后必溏，未定成硬，攻之必溏，须小便利，屎定硬乃可攻之，宜大承气汤。

讲 问曰：得病二三日，脉弱，无太阳、柴胡症，烦躁，心下硬，何谓？

答曰：二三日，阳明，少阳主气之期也。脉弱，无太阳、柴胡症者，太、少俱不病也。烦躁，心下硬者，阳明病症未归府也。

问曰：至四五日，虽能食，以小承气汤，少少与，微和之，令小安，至六日，与承气汤一升，何谓也？

答曰：四五日，阴经主气之期也，虽胃阳强能食，不可遽攻，故与小承微和之，至六日，阴将尽而阳将始，方可与承气一升也。

问曰：若不大便六七日，小便少者，虽不能食，但初头硬后必溏，未定成硬，攻之必溏，须小便利，屎定硬，乃可攻之，何谓?

答曰：不大便六七日，阴已转阳也。小便少者，阳虽实，阴未涸也。虽不能食，但初头硬后必溏者，虽有燥屎而不能食，其小便少，不过初硬后溏而已，必其小便利，阴涸阳亢，乃可与大承攻之也。

义 此言开枢转属阳明燥屎症之可攻、不可攻法也。夫表病传里，欲知燥屎可攻之法，总以小便利、不利为断，在阳经，脉未实大而弱，或值阴期，虽胃阳已实，能食而不可攻也。又在阳经，虽屎已燥而小便不利，阴未涸，亦不可攻也，必须小便利，阴涸阳亢，乃可攻之。仲圣先以此法之慎重，启下数法之急攻者也。

少阴燥病治法第二百五十二

伤寒六七日，目中不了了，睛不和，无表里症，大便难，身微热者，此为实也，急下之，宜大承气汤。

讲 问曰：伤寒六七日，目中不了了，睛不和，无表里症，大便难，身微热，何以急下之，宜大承气汤?

答曰：六七日，阴期出阳而邪化燥之时也。目中不了了，睛不和，燥伤少阴之真阴也。无表里症，太阳，阳明之症俱不现也。身微热，热在骨髓也，大便难，燥在神而不在形也。

义 此言少阴燥病之急攻法也，按少阴，主目中瞳人及骨髓，今燥灼阴，骨髓枯竭，肾水干燥，欲救其真阴，非泻其暴阳不可，故下之而急也，急者，有间不容发之势，稍纵即逝，其真阴将绝，虽无表里症，可下之也。

太阳燥病治法第二百五十三

阳明病，发热汗多者，急下之，宜大承气汤。

讲 问曰：阳明病发热汗多，何以急下之？

答曰：燥伤太阳之表液，故发热，汗多也。

义 此言太阳燥病之治法也。夫燥伤太阳之表，其汗出多而发热盛，虽无阳明之里实症，亦可先以急下法也，何则？盖燥气太盛，表液将亡，若待其里实而乃攻之，则表上之真阴早已干涸，而命不救矣。

太阴燥病治法第二百五十四

发汗不解，腹满痛者，急下之，宜大承气汤。

讲 问曰：发汗不解，腹满痛，何以急下之？

答曰：汗后，邪化燥而伤太阴脾经，故腹满痛也。

义 此言太阴燥病之治法也。按太阴为湿土，汗后而邪不解则传里，腹满痛者，邪传太阴也。太阴伤燥，若不急下之，则脾阴一绝，亦有性命之忧，故急下之，以救脾土之真阴也。

阳明燥病治法第二百五十五

腹满不减，减不足言，当下之，宜大承气汤。

讲 问曰：腹满不减，减不足言，何以曰当下之？

答曰：腹满不减，减不足，言燥在胃土，阳明病也，阳明用大承气汤，为应当之下剂，故曰当下之也。

义 此言阳明燥病之治法也。按上三法皆曰急下之者，以其本不应下，而燥邪强侵致真阴将亡，非急下之手段不能攻击其贼邪也，此与下法二条皆曰当下，阳明以承气为主方，少阳亦为半里之一份，故曰当下之，应当以大承下之之意也。

少阳燥病治法第二百五十六

阳明少阳合病必下利，其脉不负者，顺也。负者，失也。互相克贼，名为负也。脉滑而数者，有宿食也，当下之，宜大承气汤。

讲 问曰：阳明少阳合病，何以必下利？其脉不负为顺者，为失，何谓？

答曰：少阳胆，甲木也。阳明胃，戊土也。木邪克土，故必下利也。然胃强不受木克而不负少阳胆气未能独胜者，阳明之病仍顺利也；若木邪胜土气负，则其病不治，故为失也；脉滑而数者，木土之气俱盛，火燥之邪俱实，胃土消化停止，食因燥而宿留于胃，故当下之，宜大承也。

义 此言少阳相火、阳明燥金合病之治法也。按太、少之邪侵里致令胃土不安，皆作下利，然胃土强盛，虽受贼邪无能为害；若土衰木旺，土不胜木则土败而难治。总之，胃病以邪正俱强，能攻为顺也，若邪强正弱，攻之不能，补之不可，则未有不变，为逆症者也。

厥阴燥病治法第二百五十七

病人无表里证，发热七八日，虽脉浮数者，可下之，假令已下，脉数不解，合热则消谷喜饥，至六七日不大便者，有瘀血，宜抵当汤；若脉数不解而下不止，必协热而便脓血也。

讲 问曰：病人无表里症，发热七八日，虽脉浮数者，可下之，何谓？

答曰：无表里症，无太阳阳明症也。发热七八日，邪已化热，又值阳明期，其热必实，故虽见表症之浮数而亦可攻之也。

问曰：假令已下，脉数不解，何以为合热则消谷喜饥？至六七日不大便者，有瘀血，又何以用抵当汤？

答曰：下之，数不解，营热太过也。肝为营本部，肝热与胃热合，肝气暴发，胃阳益盛，胆汁愈多，故谷易消而善饥也。至六七日不大便者，二经热结，肝血变瘀，故宜抵当攻其血室也。

问曰：脉数不解而下不止，何以必协热而便脓血？

答曰：脉数不解，营热太过而下不止，胃气下趋，故其热随利而下，肝血与邪有路可去，所以为协热利而便脓血。

义 此言厥阴燥病之治法也。按阳明之燥邪入血份，肝气必强，肝阳暴出则易消谷，与厥阴为病，腹中饥之理同也，但脉数，血份有邪，总以攻血为主，此与承气稍有进出也。

燥病表里相传湿病例第十四

湿病章第三十二

寒转湿治法第二百五十八

伤寒发汗已，身目为黄，所以然者，以寒湿在里不解故也，以为不可下也，于寒湿中求之。

讲 问曰：伤寒发汗已，身目为黄，何以不可下？

答曰：伤寒汗后，其邪化湿，太阴受病，不从阳明燥化，湿热薰蒸，故身目为黄也，湿病当求方于寒湿，故不可下也。

义 此言伤寒化湿阳明里病之治法也。按燥胜则干而便闭，湿胜则重而发黄，此中土阴阳之症象也，治法当以利湿为主，然利湿有寒湿、风湿、表湿、里湿、表里俱湿，治法各别，当随其症而治之可也。

里湿病治法第二百五十九

伤寒七八日，身黄如橘子色，小便不利，腹微满者，茵陈蒿汤主之。

讲 问曰：伤寒七八日，身黄加橘子色，小便不利，腹满何谓？

答曰：寒邪值阳明而化热，小便不利，水液不能外泄，热与湿合，郁于肌肤，故发黄也，黄为太阴受病，故腹满也。

义 此言里湿之治法也。夫伤寒化湿者，皆因水道不通故也，若水液能从汗解，或尿解，则黄何由发？湿何由生？今小便不利，则里气不行而腹满，故用茵陈蒿以去湿热而通里也。

表湿病治法第二百六十

伤寒身黄，发热者，栀子柏皮汤主之。

讲 问曰：伤寒身黄，发热，何以用栀子柏皮？

答曰：湿热在表，故发热而身黄也。

义 此言湿在表之治法也。上法言里湿用茵、栀、大黄以泻里攻里之法也。此法湿在表，则不用大黄而用柏皮、栀、草以清表，因湿在表也。

表里湿病治法第二百六十一

伤寒瘀热在里，身必发黄，麻黄连轺赤小豆汤主之。

讲 问曰：伤寒瘀热在里，何以身发黄？

答曰：里有瘀热，蒸蒸则表上之，营卫怫郁，故发黄也。

义 此言表里湿病之治法也。按里有热，表有湿，湿热氤氲，身发黄色，故以麻黄连轺赤小豆发汗清热而兼利湿也。

伤寒论讲义阳明篇终

辨少阳病脉证篇第三

少阳病总论治法例第十五

相火总论治法章第三十三

相火为病法第二百六十二

少阳之为病，口苦咽干，目眩也。

讲 问曰：少阳之为病，何以口苦咽干，目眩？

答曰：口苦者，火味也。咽干者，火灼液也。目眩者，火灼神也。

义 此言少阳相火为病之总纲也。夫少阳属相火。火性属热而气上炎，善窜空窍，故口、目、耳、鼻、咽喉皆不利也，至其经病则在半表里，病例已详且尽，先师以一“火”字之义，为少阳总纲者，以少阳非火不成为相火为病，故少阳之治方，亦以“泻火”二字为主脑也。

少阳中风法第二百六十三

少阳中风，两耳无所闻，目赤，胸中满而烦者，不可吐、下，吐、下则悸而惊。

讲 问曰：少阳中风，何以两耳无所闻，目赤，胸中满而烦者，不可吐下？

答曰：少阳之经脉，起目外眦，过耳上，入耳中，下颈循胸胁，故风中少阳之经则现耳聋目赤，胸满之症也。烦者，相火盛则君火亦盛也。火病为半表里症，故不可吐、下，吐下则伤其府，故悸而惊也。

义 此言风中少阳之法也。按风为阳，寒为阴，物性自然之理也。太阳以风伤卫，寒伤营立论，以寒水属阴，以阴为重，少阳以风中经，寒伤气立论，以相火为阳，以阳为重也。大凡病症，皆经重而气轻，故先师特以水火二症论风寒经气，之倒置大有意义存焉。

少阳伤寒法第二百六十四

伤寒脉弦细，头痛发热者，属少阳，少阳不可发汗，发汗则谵语，此属胃，胃和则愈，胃不和则烦而悸。

讲 问曰：伤寒脉弦细，头痛发热，何以属少阳不，可发汗？

答曰：脉弦细，头痛发热，寒伤少阳之气也。少阳属半表里，故不可发汗也。

义 此言寒伤少阳相火之法也。按上法言少阳风中经。此法言少阳寒伤气，寒伤相火，火气内藏，故脉弦细。寒郁于内，火炎于上，表气不达，所以头痛而发热也。又按上法言里重表轻，胸中满烦，阳明之里症也，故不可吐下，勿伤其里也。此法言表重里轻，头痛发热，太阳之表症也，故曰不可发汗。先师以此风寒二法，立相火之症，治补半表里病，例之不周处，细味其义，大有奥妙也。

太阳传入法第二百六十五

本太阳病不解，转入少阳者，胁下硬满，干呕，不能食，往来寒热，尚未吐、下，脉沉紧者，与小柴胡汤，若已吐、下、发汗、温针，谵语，柴胡汤症罢，此为坏病，知犯何逆，以法治之。

讲 问曰：太阳病转入少阳已现柴胡症，脉沉紧，与小柴胡汤，何谓？

答曰：胁下硬满，干呕不能食，往来寒热，承上太阳篇之半表里病而来也。脉沉紧者，火气已实，邪已深入也，故仍宜小柴胡解外。

问曰：若已吐、下、发汗、温针，谵语，柴胡汤症罢，此为坏病，何谓？

答曰：汗、吐、下、火，少阳皆不可用也，误用之，非伤表，即伤里，邪陷入里而成谵语，少阳之邪又不见者，此误治之坏病也。

义 此言少阳之病由太阳转入及已更未变之治法也。按太阳半表里病，言柴胡症已详且尽，故此篇从简，以此立法而已也。

三阳合病法第二百六十六

三阳合病，脉浮大，上关上，但欲眠睡，目合则汗。

讲　问曰：三阳合病，脉浮大，上关上，何谓?

答曰：枢开阖并病，表里，半表里俱病也。浮、太阳脉也。大，阳明脉也。上关上，上，高也。关，少阳也。关上之浮大，犹盛之谓也。

问曰：但欲眠睡，目合则汗，何谓?

答曰：但欲眠睡，心神被热所困也。目合则汗，目合则热闭于内，汗出，肾精被迫也。

义　此言三阳合病之法也。按三阳合病，已详于阳明神病章，治以白虎，此法复申明三阳合病，寒已化热，火与燥并，迫伤少阴精神之症，然其治亦当与白虎为宜。

表里相传法第二百六十七

伤寒六七日，无大热，其人烦躁者，此为阳去入阴故也。

讲　问曰：伤寒六七日，无大热，烦躁者，何以为阳去入阴。

答曰：六七日，应大热而无大热者，邪不在三阳也。烦躁者，邪入阴经也。

义 此言表里相传之法也。按此法少阳传厥阴而以烦躁为症者，烦躁，本少阴症，借用以代由表入里之意也。

经气相传法第二百六十八。

伤寒三日，三阳为尽，三阴当受邪，其人反能食而不呕，此为三阴不受邪也。

讲 问曰：伤寒三日，三阳为尽，何以三阴当受邪？

答曰：三日属少阳，四日属太阴，即邪由经气少阳传太阴是也。

问曰：其人反能食而不呕，何以为三阴不受邪？

答曰：太阴受病，当呕吐，下利，不能食，今能食，不呕，故为不受邪也。

义 此言经气相传法也。按上法表里相传，以烦躁代表阴经也。此法经气相传，亦言三阴，然烦躁，即是传厥阴，三阴受邪，即是传太阴也。先师所以二法，俱以"阴阳"二字喻传经，不明言本经之症而统说者，因此少阳为阴阳交界之区，表里往来之路，传变不一故也。

实症反治法第二百六十九

伤寒三日，少阳脉小者，欲已也。

讲 问曰：伤寒三日，少阳脉小，何以为欲已？

答曰：三日，少阳主气之期，脉应强而不应弱，若脉小适与之相反，故为欲已也。

义 此言少阳实症反治法也。按实症治以反法，阳实泻以阴也，先师特以脉小，喻泻阳也，反治法，以小为阴，阴能制阳，阴足阳自平也。

虚症从治法第二百七十

少阳病，欲解时，从寅至辰上。

讲 问曰：少阳病，欲解时，何以从寅至辰上。

答曰：少阳者，小阳也。寅、卯、辰，日出未高，阳犹小也，同气相求，虚症得助而愈也。

义 此言虚症从治法也。按少阳属木。木主寅卯。正木气当旺之时也，春日亦为阳气渐旺之时，亦主木气发生之候，寅、卯、辰，实与正、二、三月义同也。

伤寒论讲义少阳篇终

辨太阴病脉证篇第四

太阴病总论治法例第十六

太阴总论治法章第三十四

湿土为病法第二百七十一

太阴之为病，腹满而吐，食不下，自利益甚，时腹自痛，若下之，必胸下结硬。

讲 问曰：太阴为病，何以腹满而吐，食不下，自利益甚，时腹自痛，下之必胸下结硬。

答曰：腹满，脾气不运化，而脾脏作胀也。而吐，食不下，自利益甚，脾阴盛而侵胃，胃寒，故不能食，上逆而作吐，下趋而作利也。时腹自痛，脾阴太盛，阳不运化也。然脾病不能治胃，若以下药攻之，则脾益伤而作胀硬，胸下，脾之部也。

义 此言太阴湿土为病之总法也。夫太阴在天为湿，在地为土，居于脏腑最高最外之地，为三阴之母，与太阳为躯壳，最高最外之地为三阳之父者，两相对偶也。按经气相传之道，三阳行尽，三阴受邪，太阴首当其冲，太阴与阳明为表里，胃阳而脾阴，阳盛则能食而便闭，阴盛则不能食而便利，此阴阳之性使然也，但阳明之治法，以寒治实，以温固治虚，至太阴之治法，则以温升治虚，以寒降治实，以其握中州升降之权，秉阴阳消长之道，灌溉四傍、五脏，皆以脾土为根本也，即色、声、症、脉，皆以有脾土之正气则生，无之则死，仲圣立法以桂枝为主者，即以桂枝有升降之功效，与太阳同一意义也。

实症反治法第二百七十二

太阴中风，四肢烦疼，阳微阴濇而长者，为欲愈。

讲　问曰：太阴中风，四肢烦疼，何以阳微阴濇而长者，为欲愈？

答曰：太阴，阴经也，中风，阳邪也，四肢烦疼，脾主四肢，脾经受邪也。阳微，阳弱也。阴濇，阴弱也。长，正气足也。今阴经得阳邪，而阴阳平均，正强邪弱，故愈也。

义　此言太阴实症反治法也。按太阴为阴经，阴经逢阳，适得其反，以阴实者得阳，则阴霾散而病自愈也，然阴虽得阳而愈，又不可太过，太过则伤阴，故曰阳微阴濇，阴阳俱弱。然阴阳虽平均而俱弱，而又不可太过，太过亦为病，故又曰长，长者，正气有余也，正气胜则邪必退也。又按此法，皆以阳生为佳兆，曰中风，阴经逢阳也。曰四肢烦疼，阴症见阳也。曰长，阴脉见阳也。三阴配以三阳，阴阳调和，不亢不卑，病固宜愈也。

虚症从治法第二百七十三

太阴病，欲解时，从亥至丑上。

讲 问曰：太阴病欲解时，何以从亥至丑上？

答曰：亥为阴之终，子为阳之始，太阴属土，有阴阳消长之权，故虚者，不能行其职权时，得天机之助，故愈也。

义 此言太阴虚症从治法也。夫太阴之主时，起于亥，近接阳明之后，过子终于丑，连贯三阴，故为三阴之母也。按六经之主时，为仲圣之新发明，太阴，阳明表里相接；厥阴，少阳表里交错，惟少阴、太阳一居于半夜之子，一居于日中之午也，以人头属午，象天为表，故太阳主之人足，属子，象地为里，故少阴主之。脾胃俱主中州。故时候接近太阳，入而太阴出现也，胆木居肝之内，故时候交错，子依母而母抱子也。

阳邪病治法第二百七十四

太阴病，脉浮者，可发汗，宜桂枝汤。

讲 问曰：太阴脉浮，何以可发汗，宜桂枝汤？

答曰：太阴为三阴之表，肺主皮毛，脉浮，病在手太阴肺也，故宜桂枝发汗。

义 此言太阴阳邪，可汗之法也。夫太阴太阳皆主皮毛，脉浮，又主皮肤之表，故太阴病而脉浮者，病在皮肤，可与桂枝汤发汗，以其脉症治法部位，皆同故也。

阴邪病治法第二百七十五

自利不渴者，属太阴，以其脏有寒故也，当温之，宜服四逆辈。

讲 问曰：自利不渴，何以为属太阴，其脏有寒，当温之，宜服四逆辈？

答曰：自利者，未攻而利也。不渴者，无阳之利也。太阴脾脏阴盛寒多而下利，故宜四逆温其脏也。

义 此言太阴阴邪病之治法也。按上节言手太阴肺病脉浮，以桂枝解其表，此法言足太阴脾病自利，以四逆温其里，此为阴阳邪在表、在里之治法不同者也。

阴邪转系治法第二百七十六

伤寒脉浮而缓，手足自温者，系在太阴，太阴当发身黄，若小便自利者，不能发黄，至七八日，虽暴烦，下利，日十余行，必自止，以脾家实，腐秽当去故也。

讲 问曰：此法与阳明一百八十九法，同是伤寒转系太阴，何以至七八日，一大便硬，一大便下利？

答曰：阳明与太阴为表里，伤寒转系太阴之后，一从燥化而大便硬，一从湿化而大便下利，故传经虽同，而化则不同也。

义 此言阴邪转系太阴之法也。夫伤寒传入太阴，或从阳化，或从阴化，抑从表化、从里化，无一定之规定也，其邪入里，须观其表里之津液，脏腑之寒热，孰强孰弱，而方能断定其病属于何部也，所以同是阴，邪传太阴逢阳化则便硬，而用大承；逢阴化则自利，而用四逆，此治法寒热之冰炭不同者也。

阳邪转属治法第二百七十七

本太阳病，医反下之，因而腹满时痛者，属太阴也，桂枝加芍药汤主之，大实痛者，桂枝加大黄汤主之。

讲 问曰：太阳病下之，腹满时痛，何以用桂枝加芍？

答曰：腹满时痛，其病轻，阳邪入里，用桂枝以升其阳，但桂走表不走里，故加芍则入里也。

问曰：大实痛者，何以用桂枝加大黄？

答曰：大实痛者，其病重，邪气盛，当从下降而攻之也。

义 此言阳邪转属之治法也夫。阴邪入太阴从寒化，治法当温阳。邪入太阴，从阳化，当攻下也，此太阴之正治也。然桂枝加芍、加黄，一轻一重，邪已入里能升者，用加芍以升之，不能升者，则非加黄以下之不可也。

胃弱忌攻法第二百七十八

太阴为病，脉弱，其人续自便利，设当行大黄芍药者，宜减之，以其人胃气弱，易动故也。

讲　问曰：太阴为病，脉弱，其人续自便利，何以当用大黄芍药者，宜减之？

答曰：太阴脉弱，正虚也。续自便利，阴盛也。正气虚寒，故虽欲攻之，而不可重药也。

义　此言胃弱忌攻法也。夫脾胃二经互相关系，阳明有脾阴盛而不可下者；太阴亦有胃阳虚而不可下者也。观此二法，可知脾胃俱实，皆可攻脾胃；俱虚，皆宜补也。

伤寒论讲义太阴篇终

辨少阴病脉证篇第五

少阴病总例论第十七

少阴水火总论治法章第三十五

君火为病法第二百七十九

少阴之为病，脉微细，但欲寐也。

讲 问曰：少阴之为病，何以脉微细，但欲寐？

答曰：少阴，君火也。火气内敛，故脉微细，但欲寐。

义 此言少阴君火为病之总纲也。夫少阴在六气中属君火，与太阳为表里，其地位，其作用，居于极端，反对太阳，明明属阳，而反曰寒水，少阴明明属阴，而反曰君火，太阳属膀胱，居于下焦之地，而为病反在头、项、皮肤。少阴属心，居于上焦，而为病反在前阴、少腹，躯壳行营卫之动静脉，其根源反生于心房，脏腑传精神之脑气筋，其总干反出于脑府。太阳水病，其症偏多热，少阴火病，其症偏多寒也。由是观之，太阳与少阴之关系亦大矣。

阳病传来法第二百八十

少阴病，欲吐不吐，心烦，但欲寐，五六日，自利而渴者，属少阴也。虚，故引水自救。若小便色白者，少阴病形悉具，小便白者，以下焦虚有寒不能制水，故令色白也。

讲 问曰：欲吐不吐，心烦，但欲寐五六日，自利而渴者，何以属少阴？

答曰：少阴上火而下水，火气不降则胃阳无接济之粮，故欲吐不吐也。火气内敛，故心烦，但欲寐也。五六日，阴经主气之期，阴盛而水不上升，则胃阴无接济之粮，故渴也。水气外泄，故自利也。

问曰：虚，故引水自救，若小便色白者，少阴病形悉具，小便白者，以下焦虚有寒不能制水，故令色白也，何谓？

答曰：肾阴下泄，心火内藏，水火不相交，既济而变未济，阴水不生，水脏空虚，故欲引水自救也。若小便色白，则水胜火衰之病悉具矣，其所以小便白者，因水中无火，寒气大盛故也。

义 此言少阴病由太阳传入之法也。按太阳第四法表里传曰："颇欲吐，躁烦，为传也"。此法亦以吐烦承上之意。而太阳则曰"脉数急"，是言其将传之脉，此法则曰"但欲寐利渴"，是言已传之症也。按少阴以水火为病源，火炽则水涸，水盛则火熄，水火交则康宁，水火离则病作，所以少阴症，火则自炎于上而烦寐，水则自流于下而二便利也。

阴邪传入法第二百八十一

病人脉阴阳俱紧，反汗出者，亡阳也，此属少阴，法当咽痛而复吐利。

讲 问曰：病人脉阴阳俱紧，反汗出者，何以为亡阳？

答曰：脉紧，伤寒无汗，阳实也。反汗出，实脉见虚症，故为亡阳。

问曰：属少阴，何以法当咽痛而复吐利？

答曰：寒邪入少阴阳已亡而阴格，故咽痛吐利也。

义 此言阴邪传入少阴之法也。夫伤寒脉紧出汗，太阳篇虽有表虚阴病，表里传章已详论之，然太阳篇前三法，言邪在表从阳化而用麻、虎，后三法乃从阴化而用真武、甘姜、四逆救阳。此法即承上文之意而言也，上云咽中干，此云咽痛，上云吐逆，此云吐利，上非少阴篇，故增厥逆，烦躁，小便数等症，此乃少阴本篇，故诸症不再论矣。

少阴禁火法第二百八十二

少阴病，咳而下利，谵语者，被火气劫故也，小便

必难，以强责少阴汗也。

讲 问曰：少阴病，咳而下利，谵语者，何以知其被火气劫，小便必难？

答曰：少阴为阴枢，与少阳阳枢同，俱不可汗、下、火，故误火则火热迫阴，阴竭而谵语，小便难也。

义 此言少阴禁火法也。按少阴禁火，因少阴上火而下水也，火气强劫阴液，是以生出谵语，小便难之症，谵语者，心火内炎也。小便难者，肾水内涸也。先师虽以火立论，须知火可喻半表里之芩连，纵不用火，用芩连亦能变生是症，不可不知也。试观今日之所谓温病者，即太阳篇之三阴症也，愈用苦寒，其热愈盛，呻吟床褥，甚至唇焦舌烂而后毙也。但吾创此言，必被温病先生骂杀，诸君不信，请待来日之实行，试验可也。

少阴禁汗法第二百八十三

少阴病，脉细沉数，病为在里，不可发汗。

讲 问曰：脉细沉数，何以不可发汗？

答曰：沉，少阴之脉也。细，足少阴肾也。数，手少阴心也。病为在里，故不可发汗。

义 此言少阴禁汗之法也。按少阴为太阳之里，虽有风寒，亦不能用太阳之发汗药，纵太阳病，当发汗者，有少阴症，亦不能发汗也。故先师之桂枝加附、麻黄附子均此理也。

少阴禁下法第二百八十四

少阴病，脉微不可发汗，亡阳故也，阳已虚，尺脉弱濇者，复不可下之。

讲 问曰：脉微，何以不可发汗？尺脉弱濇，何以复不可下？

答曰：脉微，无阳也。尺脉弱濇，无阴也，故不可汗下。

义 此言少阴禁下法也。按太阳篇曰：脉微弱者，此无阳也，不可发汗，此法亦是此意，然尺脉肾之根本，弱为阳虚，濇为阴虚，阴阳俱虚之脉，表里俱虚之体，何可汗下耶？

阴消阳长法第二百八十五

少阴病脉紧，至七八日自下利，脉暴微，手足反温，脉紧反去者，为欲解也，虽烦，不利，必自愈。

讲 问曰：少阴病脉紧，至七八日，自下利，脉暴微，手足反温，脉紧反去，何以为欲愈？

答曰：脉紧，寒胜阴盛也。七八日，阳经主气之期。自下利，阴液下泄也。脉微，阴已消也。手足反温，阳已长也。

义 此言阴消阳长少阴之病自愈之法也。夫少阴心火而肾水，心火虽属阳而实，内含真阴，肾水虽属阴而实，内含真阳也。真阳者，即坎中之命火，道家所谓真种子，曰男，曰虎，曰铅是也。真阴者，即离中之性水，道家所谓曰女，曰龙，曰汞是也。按阴气日消，阳气日长，九转阳纯长生而为仙矣，若阳气日消，阴气日长，一身阴霾，短命而为鬼也。先师深得阴阳之奥，特以阴阳消长，断心肾生，性命之死生，故手足反温，脉紧反去，虽烦，下利，必自愈也。

外阳回生法第二百八十六

少阴病，下利，若利自止，恶寒而踡卧，手足温者，可治。

讲 问曰：少阴病利止，恶寒，踡卧，手足温者，何以可治？

答曰：利止，阴已消也。手足温，外阳已回也，故虽恶寒踡卧，可治。

义 此言外阳回病生之法也。按少阴病，若阴消阳长，其病无有不愈者，利止肢温，内阴已消，外阳已复，由是而四肢而胸腹而脏腑，旭日当空，群霾自散也。

内阳回生法第二百八十七

少阴病，恶寒而踡卧，时自烦，欲去衣被者，可治。

讲 问曰：少阴病，恶寒踡卧，何以时自烦，欲去衣被，可治？

答曰：时自烦，内阳已回也。欲去衣被，外阴已散，故可治。

义 此言少阴病内阳回病生之法也。按上法言外阳回，阴由内消而病愈，此法言内阳回，阴由外消而病亦愈也。内消则曰下利自止，外消则曰欲去衣被，内回则曰烦，外回则曰手足温。两相对照，一内一外，阴阳消长之道尽于是矣，先师真圣人也。

实症反治法第二百八十八

少阴中风，脉阳微阴浮者，为欲愈。

讲 问曰：少阴中风，脉阳微阴浮，何以为欲愈？

答曰：少阴，阴经也。中风，阳邪也。阴实得阳则散，阳微不亢也，阴浮不格也，故为欲愈。

义 此言少阴实症反治法也。按治法曰实反虚从，此阴经中阳邪，无太过、不及之弊，未有不立愈者也。

虚症从治法第二百八十九

少阴病，欲解时，从子至寅上。

讲 问曰：少阴病欲解时，何以从子至寅？

答曰：肾水，正北，坎方也。一阳初动得时而兴，子时应运故也。

义 此言虚症从治法也。按少阴以阳生为佳兆，半夜人气列尾闾为真阳发生之候，故少阴病得时而愈也，但虚者，得旺时而愈，实者，又得旺时而剧也。

里热过盛法第二百九十

少阴病吐利，手足不逆冷，反发热者，不死，脉不至者，灸少阴七壮。

讲 问曰：少阴病吐利，手足不逆冷，反发热者，何以不死？

答曰：吐、利，阴格也，应逆冷，今不冷而反发热，少阴之阳长太过而致亢，阴格对阳亢，故虽发热不死也。

义 此言里热过盛之法也。按阴消阳长，虽为少阴病愈之由，然阳长而太过致亢，则亦不宜也，但热虽盛而断不致死，不过肉体多受几天痛苦而已，今人往往服温药稍现火气，即惊恐欲死，服阴药则下利，日盛而反不觉，良可叹也。观此法与下法二症，表里俱热而太过，膀胱出血，犹是好现象也，吾人当注意之。

表热过盛法第二百九十一

少阴病八九日，一身手足尽热者，以热在膀胱，必便血也。

讲 问曰：少阴病八九日，一身手足尽热者，何为热在膀胱，必便血也？

答曰：八九日，三阳主气之期，火从阳化热，在太阳之表，故皮肤尽热，而膀胱下血也。

义 此言热在太阳之表之法也。按上法手足逆冷反发热，脉不至，是热在少阴之里也。此法一身手足尽热，便血，热在太阳之表也。二经发热，虽为太过，却与性命无关。

阴长阳消法第二百九十二

少阴病，但厥无汗而强发之，必动其血，未知从何道出，或从口鼻，或从目出，是名下厥上竭，为难治。

讲 问曰：少阴病，但厥无汗而强发之，必动其血，从口鼻目而出，是名下厥上竭，何谓？

答曰：少阴病，但厥无汗，阴长阳消也。强发其汗则伤其表之太阴血，从口鼻而出，里之厥阴血，从目中而出也。

义 此言少阴，阴长阳消病死之法也。按上法言阴消阳长少阴病之所以曰愈也。此法言阴长阳消少阴病之所以曰剧也，剧者，其气日降而利，厥愈者，其气日升而发热。下厥上竭，即心肾相离，火水未济，故为难治。

外阳亡死法第二百九十三

少阴病，恶寒，身踡而利，手足逆冷者，不治。

讲 问曰：少阴病，恶寒，身踡而利，手足逆冷者，何以不治。

答曰：恶寒身踡，利而逆冷，表阳亡也。

义 此言少阴表上阳亡之法也。按少阴病。但寒而无热者，表上之阳已亡，难以救治，然少阴二死症，以手足逆冷，下利为最重要，更加恶寒则阴寒益甚，故死也。

内阳亡死法第二百九十四

少阴病，吐利，躁烦，四逆者，死。

讲 问曰：少阴病，吐利，躁烦，四逆者，何以死?

答曰：吐而下利，躁烦，里阳亡也。

义 此言少阴病里阳亡之法也。按上法言表阳亡之死症，此法言里阳亡之死症也。上法以恶寒为表阳亡之死症，此法以躁烦为里阳亡之死症也。上法都是表症而兼里症之下利，此法尽属里症而兼表症之逆冷也。

少阴上下亡阳法第二百九十五

少阴病，下利止，而头眩，时时自冒者，死。

讲 问曰：少阴病下利止，而头眩，时时自冒者，何以曰死?

答曰：利止，下阳亡也。头眩自冒，上阳亡也。

义 此言少阴病上下阳亡之法也。按少阴病阳亡，固死，然上下阳亡者，亦死也。下利而至利止，下焦阳脱也。头眩而冒，上焦阳脱也。

少阴内外阳亡法第二百九十六

少阴病四逆，恶寒而身踡，脉不至，不烦而躁者，死。

讲 问曰：少阴病四逆，恶寒身踡，脉不至，不烦而躁，何以亦死？

答曰：少阴内外阳亡，故外而四逆恶寒，内而脉止而躁也。

义 此言少阴内外亡阳之法也。按前二法为内阳亡、外阳亡，上法为上下阳亡，此法内外俱亡阳也，上下、内外阳亡，皆死，内阳亡亦死，惟外阳亡则曰不治，虽死，犹未致立刻死也，先师用字大有奥妙也。

少阴气脱法第二百九十七

少阴病，六七日，息高者，死。

讲 问曰：少阴病六七日，何以息高者，死？

答曰：高者，息浮也。息高，先天之真息外脱，故死也。

义 此言少阴气脱死症之法也。夫呼吸之气，虽主于肺而生气之源则在下焦，下焦之气为真息，真息一动则呼气长而吸气短，有出无进，此少阴先天之真息外脱，而性命所以不保，故历代保命大家，莫不讲求纳息之道，由是观之，息之关乎生命也，大矣。

少阴神脱法第二百九十八

少阴病，脉微细沉，但欲卧，汗出不烦，自欲吐，至五六日自利，复烦躁不得卧寐者，死。

讲 问曰：少阴病，脉微细沉，但欲卧，何谓？

答曰：微细沉，但欲卧，阳消阴长也。

问曰：汗出不烦，自欲吐，何谓？

答曰：汗出，外阳亡也。不烦，自欲吐，内阳亡也。

问曰：至五六日自利，复烦躁，不得卧寐者，死，何谓？

答曰：五六日，少阴主气之期也。自利，阴盛于内也。复烦躁，不得卧寐，神气将脱，阳浮于外也。

义 此言少阴神脱之死症法也。按上法言足少阴气脱，此法言手少阴神脱也。夫肾藏精，精含命火坎中之阳也，阳气上浮则气逆，气逆则身体消烁，心藏神，神藏性，水，离中之阴也，阴血下沉则血枯，血枯则神智昏乱，气血俱败，精神两亡，去死不远矣。夫血有形之物也，而无形之神反生于血，是神病求之于血也。气无形之物也，而有形之精反生于无形之气，是精病当求之气也，气血也，精神也，为人身之根本，根本不固，宜乎少阴气脱神脱而性命不保矣，欲保性命者，岂可不先保其心肾耶？

少阴水火虚实治法例第十八

水火标本病章第三十六

少阴里邪治法第二百九十九

少阴病，始得之反发热，脉沉者，麻黄附子细辛汤主之。

讲 问曰：少阴病，始得之反发热，脉沉者，何以用麻黄附子细辛汤？

答曰：少阴病而反发热，太阳之标未罢也，故宜麻黄附子细辛去邪以温里也。

义 此言少阴里邪之治法也。按少阴为不可发汗，虽有发热之表邪，当宜加附子以固其里，如太阳之当汗，有少阴症，而加附子者，同一理也。

少阴表邪治法第三百

少阴病得之二三日，麻黄附子甘草汤，微发汗，以二三日无里症，故微发汗也。

讲 问曰：少阴病二三日，何以用麻黄附子甘草汤？

答曰：二三日，三阳主气之期也，而且里症未现，故可微发其汗，汗出表和，再行治里，麻附甘解表之方也。

义　此言少阴表邪之治法也。按上法虽同用麻附，一去辛加草则发汗之能力大，一去草加辛则利水之力雄，此所以二方，稍有表里之不同也。

君火亢治法第三百零一

少阴病得之二三日以上，心中烦不得卧，黄连阿胶汤主之。

讲　问曰：少阴病得之二三日以上，心中烦不得卧，何以用黄连阿胶汤？

答曰：二三日以上，阳经已过，阴经主气之期也。心中烦不得卧，君火亢也，故用黄连阿胶以泻之。

义　此言君火亢之治法也。按少阴水火为病，火终不胜水，故提纲曰但欲寐，然欲寐，君火不及也，今反不能卧，则君火有余，而非不足可知也。不足之当用温，而有余之当用凉，又可知矣。

水府中邪治法第三百零二

少阴病得之一二日，口中和，其背恶寒者，当灸之，附子汤主之。

讲　问曰：少阴病一二日，口中和，背恶寒，何以当灸之，用附子汤？

答曰：一二日，太阳阳明主气之期。口中和，无阳明症也。背恶寒，太阳水府有寒也，故当灸之，附子汤，温水之药也。

义 此言少阴病涉及水府之法也。按上法言君火太过，此法言寒水太过之治法也，但寒水虽有在脏、在府之别，而治法则概以温散为宜也。

水脏中邪治法第三百零三

少阴病，身体痛，手足寒，骨节痛，脉沉者，附子汤主之。

讲 问曰：少阴病身体痛，手足寒，骨节痛，脉沉，何以用附子汤？

答曰：少阴病身体痛，寒气盛也。手足寒，厥逆也。骨节痛，寒在骨髓也。脉沉，少阴之水脏脉也。

义 此言少阴水脏中邪之治法也。按少阴属水，膀胱亦属水，水无火则寒生，寒生则阴盛而少阴病作，然寒水无论在表、在里，皆以附子温之也。

水火三焦病章第三十七

阴枢便血治法第三百零四

少阴病下利，便脓血者，桃花汤主之。

讲 问曰：少阴病下利，便脓血，何以用桃花汤？

答曰：少阴下利便脓血，君火与肾水合病，寒热不分也，故用桃花以塞其源。

义 此言下焦阴枢便血之治法也。按此少阴水火错杂，便脓血之病，凡三法，皆下焦之症也。然三法虽同为便脓血，而治则有虚实之分也。

阴开便血治法第三百零五

少阴病二三日，至四五日腹痛，小便不利，下利不止，便脓血者，桃花汤主之。

讲 问曰：二三日至四五日腹痛，小便不利，下利不止，便脓血，何故？

答曰：二三日属阳，四五日属阴也，邪由阳入阴，太阴先受病，故腹痛，小便不利，脾阳不化也。下利不止，脾阴下泄也。便脓血，阴阳不别也。

义 此言阴开便脓血之治法也。按水火错杂而生便脓血，然阴阳不化，亦有便脓血之症也，其源虽有异，而便脓血则一也，故皆以桃花汤主之。

阴阖便血治法第三百零六

少阴病下利，便脓血者，可刺。

讲 问曰：少阴病下利，便脓血上，皆用桃花汤，而此云可刺，何谓？

答曰：病在阴阖，厥阴经也，厥阴血气不利，亦有便脓血者，故用刺。

义 此言阴阖便血之治法也。夫便脓血一症，少阴之水火错杂，太阴阴阳不化，厥阴之血气内壅，皆能为病，然太少虽以桃花汤，而厥阴则当平肝矣，先师之意以桃花塞之，针刺通之，一塞一通，虚实之所由分矣。

阳虚下利治法第三百零七

少阴病吐利，手足厥冷，烦躁欲死者，吴茱萸汤主之。

讲 问曰：少阴病吐利，手足厥冷，烦躁欲死，何以用吴茱萸汤？

答曰：吐利，厥冷，亡阳之症也。烦躁欲死，病在中焦，故以吴茱萸以暖胃。

义 此言阳虚下利之治法也。按少阴之气上涌中焦则胃寒。吐利而阳亡，阳亡则心阳暴出而烦躁欲死也。

阴虚下利治法第三百零八

少阴病下利，咽痛，胸满心烦者，猪肤汤主之。

讲 问曰：少阴病下利，咽痛，胸满心烦，何以用猪肤汤？

答曰：中焦阴虚也，故用猪肤润燥养阴之法。

义 此言阴虚下利之治法也。按中焦之下利，有阳虚，必有阴虚，一云吐，一云咽痛，皆上逆之症也。二法皆云下利，以利为主症也，一云手足厥冷，烦躁欲死，病在外，阳虚之症也。一云胸满心烦，病在内，阴虚之症也。吴茱萸与猪肤，一燥一润之方也。

阴开咽痛治法第三百零九

少阴病二三日，咽痛者，可以甘草汤，不差者，与桔梗汤。

讲　问曰：少阴病二三日，咽痛，何以用甘草汤？不差者，何以再用桔梗？

答曰：少阴君火上炎刑肺，咽痛，以甘平之，缓之，不差，后以辛味升之，开之也。

义　此言阴开咽痛之治法也。按少阴属君火，君火上炎刑金则咽痛，故先以甘平之，后以桔梗开之也。

阴阖咽痛治法第三百一十

少阴病，咽中伤生疮，不能语言，声不出者，苦酒汤主之。

讲　问曰：少阴病，咽中伤生疮，不能语言，声不出者，何以用苦酒汤？

答曰：咽中伤，破烂也。生疮，营壅也。不能语言，声不出者，厥阴之气上逆，故以酸敛之。

义　此言阴阖咽痛之治法也。此为君火下降灼木，木郁上逆，咽痛声失。肝木生君火，肺金受伤，故不能语言也。

阴枢咽痛治法第三百十一

少阴病，咽中痛，半夏散及汤主之。

讲 问曰：此法咽痛，何以用半夏散及汤？

答曰：上言咽痛，有二三日，喻言在表也，在表，故以肺药治之。此法但咽痛，咽痛在本经，故以半夏散及汤也。

义 此言阴枢咽痛之治法也。按少阴水火错杂，郁蒸于上焦，咽喉为之不利，治以半夏散，以夏纳水，以桂升阳，以甘和中也。然以上三法，皆言咽痛，而略于症，详于治，观其方，即知其病在何经也，用者，当慎之。

水火涉经下利章第三十八

君火下利治法第三百十二

少阴病下利，白通汤主之。

讲 问曰：少阴病下利，用白通何谓？

答曰：少阴下利，水盛火衰，阴极格阳，故以白通救其将熄之阳也。

义 此言君火下利之治法也。按少阴君火不及则阴寒下盛而下利。然此法先师以简明之方法论君火作利，以葱通阳，重神而不重形也。

相火下利治法第三百十三

少阴病下利，脉微者，以白通汤，利不止，厥逆无脉，干呕，烦者，白通加猪胆汁汤主之，服汤脉暴出者，死；微续者，生。

讲 问曰：下利，脉微，白通服之，利不止，何以现厥逆无脉，干呕者，与白通加胆治之。

答曰：利，有君相二火，治各不同，白通，君火下利之方也，故利不止，厥逆无脉，干呕而烦，少阳相火内郁也，故加猪胆引药入经也。

问曰：服汤脉暴出者，死；微续者，生，何谓?

答曰：暴出者，无根之火也，故死；微续，有根之阳也，故生。

义 此言相火作利之治法也。按上法言君火作利，此法言相火作利，火性虽同，而君、相之气不同也，故一服白通有效，一无效，一须加胆而方有效也。

湿土下利治法第三百十四

少阴病，二三日不已，至四五日腹痛，小便不利，四肢沉重疼痛，自下利者，此为有水气，其人或咳，或小便利，或下利，或呕者，真武汤主之。

讲 问曰：少阴病二三日不已，至四五日腹痛，小便不利，四肢沉重疼痛，自下利，何以此为有水气？

答曰：二三日，阳经主气之期，不从阳化而愈也。四五日，由阳入阴，太阴受病，故腹痛；腹痛，脾不运化，不运化，故小便不利，四肢沉重疼痛，自下利；而脾阳内陷，水气不能布散于四旁，故为有水气也。

问曰：其人或咳，或小便利，或下利，或呕，何故？

答曰：手太阴肺为病则上逆为咳，下趋为小便利；足太阴脾为病下趋为利，上逆为呕也。

义 此言太阴湿上作利之治法也。按太阴有手、足，脾主运化，肺主布化，肺脾强健则水气排泄于外而身和，若衰弱则水湿停积于里，故有四或之症也。真武，北方之水神，水病虚寒者，概以此方为主也。

寒水下利治法第三百十五

少阴病下利清谷，里寒外热，手足厥逆，脉微欲绝，身反不恶寒，其人面赤色，或腹痛，或干呕，或咽痛，或利止，脉不出者，通脉四逆汤主之。

讲 问曰：少阴病下利清谷，里寒外热，手足厥逆，脉微欲绝，身反不恶寒，其人面赤色，或腹痛，干呕，咽痛，利止，脉不出。何谓？

答曰：下利清谷，阴盛阳虚也。里寒外热，少阴病兼太阳也。脉微欲绝，阴在里也，身反不恶寒，其人面赤色，阳在表也。腹痛，干呕，寒水结于中焦也。咽痛，寒在上焦也。利止，寒凝下焦也。脉不出，阴格阳亡也。

义 此言寒水作利之治法也。按太阳为表，少阴为里，里有寒，则下利清谷，表有热，则不恶寒而面赤。然寒水之阳将亡，君火之阳将熄，三焦布满阴霾，四逆犹嫌力薄，须四逆倍姜之通脉，方能挽将失之阳也。

风木下利治法第三百十六

少阴病四逆，其人或咳，或悸，或小便不利，或腹中痛，或泄利下重者，四逆散主之。

讲 问曰：少阴病四逆，其人或咳，或悸，或小便不利，或腹中痛，或泄利下重，何以用四逆散？

答曰：四逆，病在厥阴，伤五脏也，咳，肺也。悸，心也。小便不利，肾也。腹痛，脾也。泄利下重，肝也。故与柴芍枳甘以泻风木之气也。

义 此言风木作利之治法也。按风木为至阴之地，无路可通，其邪非从少阳外转不可，故先师之用四逆散，即引邪转少阳之法也。

燥金下利治法第三百十七

少阴病，下利六七日，咳而呕，渴，心烦不得眠者，猪苓汤主之。

讲 问曰：少阴病，下利六七日，何以咳而呕，渴，心烦不得眠？

答曰：下利六七日，由阴出阳之期也。少阴病从热化，由里中之半表里而达里中之表之太阴，再由太阴传阳明之表而化燥，故先咳而后呕，渴，心烦不得眠也。下利，少阴病也。咳，太阴病也。呕渴，阳明病也。心烦不得眠，阴已化阳也。

义 此言燥金作利之治法也。按少阴下利六经，皆能涉及以上六法六经之下利也，即六经之少阴病也，六经而有少阴病，是少阴涉及六经，非六经中另有少阴病也，不但少阴如是，各经亦同是也。

水火竭灭章第三十九

君火实治法第三百十八

少阴病得之二三日，口燥咽干者，急下之，宜大承气汤。

讲 问曰：少阴病得之二三日，口燥咽干，何以急下，宜大承气汤？

答曰：二三日，阳经主气之期也。阴从阳化而君火太过至亢火刑上焦，故口干咽燥也。

义 此言君火亢炎，刑上焦之法也。按少阴上火而下水，水病多而火病少，前之黄连阿胶汤症之轻者也，此之承气汤症之重者也。今君火太过，热灼上焦，非与大承无以泻火，泻火即是救阴也，黄连阿胶直接救阴也，大承气间接救阴，泻阳即以救阴也，此章与二十九法之调胃，四逆同一意义也。

风木实治法第三百十九

少阴病，自利清水，色纯青，心下必痛，口干燥者，急下之，宜大承气汤。

讲 问曰：自利清水，色纯青，心下必痛，口燥，何故？

答曰：君火太亢，火灼肝液，热逼中焦，胆汁随之而利，故色青，心下痛，口干燥也。

义 此言风木受君火之炎热之治法也。按火灼肝经，阴液被火煎熬，其利如清水，色青，阴精下注也，热利也。若不以大承急泻其阳则阴液立涸矣。

湿土实治法第三百二十

少阴病六七日，腹胀不大便者，急下之，宜大承气汤。

讲 问曰：六七日腹胀，不大便者，何以宜急下之？

答曰：火灼湿土，脾经受病也，故上焦热实腹胀，不大便，宜急下之。

义 此言湿土因火逼干燥之治法也。按以上三法，皆因君火太过、伤及少阴、厥阴、太阴，及上焦、中焦、下焦之急救法也。先师设此三法，是泻阳救阴之义，对君火而立最后之方也，由是观之，承气与知柏连芩，实殊途同归也。

君火虚治法第三百二十一

少阴病，脉沉者，急温之，宜四逆汤。

讲 问曰：少阴病，脉沉者，何以宜急温之？

答曰：少阴脉沉，下焦水盛火衰也，故宜急温之。

义 此言君火虚，火将熄之治法也。按上三法，言君火太过之治法，此以下三法，言君火不及之治治[①]也。上法泻阳，即是救阴，此法散阴，即是救阳也。上法三经之外兼三焦，此以下三法亦三经之外兼三焦也。上法言火亢，此法言水盛。上法用大承，此法用四逆。上法专救阴，此法专救阳也。两相对偶，少阴水火之治法尽于斯矣。

湿土虚治法第三百二十二

少阴病，饮食入口则吐，心中温温欲吐，复不能吐，始得之，手足寒，脉弦迟者，此胸中实，不可下

---

① 治：依文例，其当为“法”之误。

也，当吐之，若膈上有寒饮，干呕者，不可吐也，急温之，宜四逆汤。

讲 问曰：少阴病，饮食入口则吐，心中温温欲吐，复不能吐，何谓？

答曰：中焦阴盛格阳也。

问曰：始得之，手足寒，脉弦迟者，何以为胸中实，不可下？

答曰：手足寒，脉弦迟，寒症也，非热症，虽在中焦，为不可下。

问曰：若膈上有寒饮，干呕者，何以不可吐？

答曰：寒饮在膈上，非膈上之有邪也，干呕，胃有寒也，故不可吐。

义 此言湿土虚寒之治法也。按湿土虚寒之症。则食入不化而作吐，表里俱寒，急宜温暖之药，若更以吐下之法治之，则亡阳必也。

风木虚治法第三百二十三

少阴病，下利脉微涩，呕而汗出，必数更衣，反少者，当温其上，灸之。

讲 问曰：下利，脉微涩，呕而汗出，必数更衣，反少者，何谓？

答曰：脉微涩，厥阴肝经受病也。呕而汗出，肝脏无阳也。下利反少，肝气将绝而闭也。

义 此言风木虚寒之治法也。按三阴亡阳，皆宜以四逆温之，此法但云温其上，灸之，温其上，即用四逆之意，而当再加灸之也。先师以水火竭灭结少阴，使人治少阴之法，胸有成竹只要认定水火太过、不及之病，起死回生之法，如斯而已矣。

伤寒论讲义少阴篇终

辨厥阴病脉证篇第六

厥阴病总论例第十九

厥阴病总论治法章第四十

风木为病法第三百二十四

厥阴之为病，消渴，气上冲心，心中疼热，饥而不欲食，食则吐蛔，下之，利不止。

讲 问曰：厥阴为病，何以消渴，气上冲心，心中疼热，饥不欲食，食则吐蛔，下之，利不止。

答曰：厥阴，为风木之气，中含少阳，又为血室，居于至阴之地，外邪侵入，风动木扬，疏泄之力益大，血海扩张，故渴而欲饮，饮则立消而不留，故曰消渴。肝为足厥阴，心包络为手厥阴，肝气上逆与胞络合病，故气上冲心，心中疼热也。肝气外泄，胆汁多放，故易饥也。木去克土，胃为所制，不欲食，食则吐蛔，蛔虫风木所化生之动物也。厥阴病当由少阳外转，下之则气陷，故利不止也。

义 此言厥阴风木为病之法也。按厥阴为病之总纲，以五症定之，或从手，或从足，或从风化，或从木生，或上，或下，或出，或入，皆是厥阴之本性也。又按三阴经，太、厥为病总纲，皆云不可下，而篇中亦无下剂，惟少阴则未言不可下，而篇中亦有下药，太、厥论症不论脉，少阴论脉并论症也。先师立言不妄，非圣人其能若是乎？

实症反治法第三百二十五

厥阴中风，脉微浮，为欲愈，不浮，为未愈。

讲 问曰：厥阴中风，何以脉微浮，为欲愈，不浮，为未愈？

答曰：阴经逢阳，实症反治法也，脉微浮，里病传表，邪已外出，故浮为欲愈，不浮为不愈也。

义 此言厥阴实症反治法也。按三阴经，皆以中风脉弱为欲愈之兆，太阴则曰阳微阴濇而长；少阴则曰阳微阴浮，厥阴则曰微浮、不浮。细察三法，皆欲见微浮二脉则愈也，是微为邪罢，浮为里病传外达表也。

虚症从治法第三百二十六

厥阴病，欲解时，从丑至卯上。

讲 问曰：厥阴病欲解时，何以从丑至卯上？

答曰：厥阴为绝阴之地，中含少阳丑、寅、卯，夜将尽而日将始，又为少阳主气之候，故内有二时与少阳相共也。

义 此言虚症从治法也。按十二时之分配。上五篇已一再论之，太阳、阳明，皆独主三时，惟少阳有三时含于厥阴，如幼儿之依褓母之义也。然三阴所主五时，皆互相依傍，由是观之，三阴三阳之治方。其义了然矣。太阳、阳明各独主时，故其治亦以汗、下，有绝对不同之别，少阳依厥阴而立，故其治以柴胡而表里可兼用之。三阴互相依傍，故其治以四逆、理中、真武，名虽不同，而药实无大异也，且可互相更用也。先师以时立治法，其义大矣，学者能参透其理，则毕生用之不尽。

实病真治法第三百二十七

厥阴病，渴欲饮水者，少少与之，愈。

讲 问曰：厥阴病，渴欲饮水者，何以少少与之，愈？

答曰：厥阴作渴，实热也，实热与清凉，故愈也。

义 此言实病治以真法也。按厥阴病，虽属阴经，较之太、少阴，其治则稍异，往往从阳转火而化热也。所以药品多用寒热并用之法。

虚病假治法第三百二十八

诸四逆厥者，不可下之，虚家亦然。

讲 问曰：四逆厥症，不可下之，虚家亦然，何谓？

答曰：四逆，而厥阴症也，不从阳化，故不可下，虚家亦同是理，故云亦然。

义 此言虚病假治法也。按上法实热治以反真热之用真方也，此法虚热治以从假热之用假方也。何谓真热症之当以凉真热也？何谓假热症之治以热假热也？

表里相传法第三百二十九

伤寒，先厥后发热而利者，必自止，见厥复利。

讲 问曰：伤寒先厥后发热，何以利必止见厥？如何复利？

答曰：伤寒先厥，厥阴受邪也。后发热，邪由里传表，阴从阳化也。见厥，邪不由里传表，故复利也。

义 此言表里相传之法也。按厥阴为绝阴之地，邪入无路可通，必从表化，由胆汁流于肠内，其病方可愈，否则日久月深，毕生莫治也。

风木热强法第三百三十

伤寒始发热六日，厥反九日而利，凡厥利者，当不能食，今反能食者，恐为除中，食以索饼，不发热者，知胃气尚在，必愈。恐暴热来，出而复去也，后三日脉之，其热续在者，期之旦日、夜半愈，所以然者，本发热六日，厥反九日，复发热三日，并前六日，亦为九

日，与厥相应，故期之旦日、夜半愈，后三日脉之，而脉数，其热不罢者，此为热气有余，必发痈脓也。

讲 问曰：自“伤寒始发热六日”起，至“必发痈脓也”止，何谓？

答曰：热六日，厥九日，阴盛阳衰也，阴盛阳衰当利而厥，厥利，又当不能食，能食者，恐暴阳外出，致成不治之症，故食以索饼，若胃强不弱，能不发热？非假阳之暴出，为真阳之复生也，所以三日后热仍不去，寒热乎平，故期之旦日、夜半阳生之候，必愈也。然寒多则恐亡阳，而热多又恐伤阴，若后三日热不罢，而且脉数，则前之厥寒不及后之热数，热数太过而发痈脓也，此厥阴之热胜病愈而顺者也。

义 此言风木热强之法也。按厥阴之为病，总以热胜为佳兆，不但厥阴如是，即太、少阴何莫不若是也，故先师设寒热胜负二法，诊断厥阴症之生死也。

风木寒胜法第三百三十一

伤寒脉迟六七日，而反以黄芩汤彻其热，脉迟为寒，今与黄芩汤复除其热，腹中应冷，当不能食，今反能食，此名除中，必死。

讲 问曰：伤寒脉迟六七日，反与黄芩汤彻其热，当不能食，今反能食，此名除中，必死，何故？

答曰：伤寒脉迟，阴胜也，当温之，反与黄芩则胃阳亡尽，中寒应不能食，今反能食，为肝阳暴出，灯火复明之兆，中气将除，故死也。

义 此言风木寒胜之法也。按此法与上法，一热胜，一寒胜，热胜虽患外疡，无关生命，寒胜虽饮食增进，旦占夕死，夕占旦死矣。

木邪升降法第三百三十二

伤寒先厥后发热，下利必自止，而反汗出，咽中痛者，其喉为痹，发热无汗而利，必自止；若不止，必便脓血，便脓血者，其喉不痹。

讲 问曰：伤寒先厥后发热，下利，何以必自止？

答曰：先厥后热，阴从阳化，故下利，必自止。

问曰：而反汗出，咽中痛者，何以其喉为痹？

答曰：汗出，邪由表达也。咽痛，木邪主升也，木邪外越气血上壅，故作喉痹也。

问曰：发热无汗而利必自止；若不止；何以必便脓血，便脓血者，其喉不痹，何谓？

答曰：发热无汗，邪不由表达而热胜，热胜，故利必自止。不止，其热随利而下，故便脓血也，已便脓血，气血由下而泄，故不上壅而喉不痹也。

义 此言木邪升降之法也。按厥阴为绝阴之地，其邪无路可出，往往左冲右突，或上或下，或内或外，或上升则作呕哕咽痛，下降则作下利，便脓血，里急后重诸症也。然上逆则下症悉愈，下降则上部病除，此木邪之升降分明者也，间亦有升降并作，上下同病者，则其病必危，可知矣。

木邪出入法第三百三十三

伤寒，一二日至四五日而厥者，必发热；前热者后必厥，厥深者热亦深，厥微者热亦微，厥应下之，而反发汗者，必口伤烂赤。

讲　问曰：伤寒，一二日至四五日而厥者，必发热；前热者后必厥。厥深者热亦深，厥微者热亦微，何谓？

答曰：一二日，阳经主气之期也。四五日，阴经主气之期也。厥者，阴出阳入也。热者，阳出阴入也。然阳出热甚，阴出而厥亦甚也。

问曰：厥应下之，而反发汗者，何以必口伤烂赤？

答曰：厥病在里，应由里而下导之，若里病，反使其邪从表，汗之而解，则热随气升，必发外症也。

义　此言木邪出入之法也。按上法言木邪之升降则作咽痛，呕利。此法木邪出入则作热厥也，然热之甚者，反动力亦大，故其厥亦甚，热之轻者，其反动力亦小，故其厥亦轻也。然厥病虽属寒热，但病为在里，不能由表而解，当由里而解，抵当汤攻热最当之方也。大小柴胡亦可导热下达，桃核承气都是清血热之良方，此风木热结，必以此为应下之药也，若桂、麻、龙、葛，不但不能去厥，而且助热，汗愈多，阴愈伤，热愈盛，口伤烂赤必也。然去寒散热诸方，虽有用麻、桂者，而芩连苦味降力居多，不能目为汗药也。

阴阳交互法第三百三十四

伤寒，病厥五日，热亦五日，设六日当复厥，不厥者自愈，厥终不过五日，以热五日，故知自愈。

讲 问曰：伤寒，病厥五日，热亦五日，六日当复厥，不厥者，何以为自愈？

答曰：热五日，厥五日，阴阳平均，互相交作，至六日而不复厥，阴阳已交，厥病已愈矣。

义 此言厥病阴阳交互自愈之法也。夫人患病，皆缘阴阳不平均，若阴阳平均，虽有热厥而必自愈也，此法以厥病最终之日未过五日之上与热之五日同度，故知自愈也。

阴阳不交法第三百三十五

凡厥者，阴阳气不相顺接，便为厥，厥者，手足逆冷是也。

讲 问曰：凡厥者，阴阳气不相顺接，便为厥，何谓？

答曰：阴阳气不相顺接，即阴阳相离也，阴阳相离，故阳独行而自热，阴独行而自厥也。

义　此言阴阳不交成厥之法也。按厥阴之所以为热厥者，皆缘阴阳不相接续而行，故外热则内寒，内热则外寒，所以热而复厥，厥而复热也。

厥病出入热厥治法例第二十

热厥生死章第四十一

风木脏厥法第三百三十六

伤寒，脉微而厥，至七八日肤冷，其人躁无暂安时者，此为脏厥，非为蛔厥也，蛔厥者，其人当吐蛔，今病者，静而复时烦，此为脏寒，蛔上人膈，故烦须臾复止，得食而呕，又烦者，蛔闻食臭出，其人当自吐蛔。

讲　问曰：伤寒，脉微而厥，至七八日，肤冷其人躁无暂安时者，此为脏结，非为蛔厥也，何谓？

答曰：伤寒脉微，内无阳也。而厥，外有寒也。七八日，应外阳回而不发热，肤仍冷；当内阳回而不烦，其人但躁，此为孤阴无阳之脏厥，非蛔厥之厥阴病也。

问曰：自“蛔厥者”以下云云，何谓？

答曰：辨明脏厥、蛔厥之理也。

义　此言风木脏厥之法也。按厥阴为绝阴，孤阴则不生化，必中含少阳相火而方有生机，若不从阳化而但随阴生则为脏厥，脏厥，难治之症也。太阳篇之脏结与此理同，其“厥、结”二字虽不同，而理实同也，治当照太阳篇。

风木蛔厥法第三百三十七

蛔厥者，乌梅丸主之，又主久利方。

讲 问曰：蛔厥者，何以用乌梅丸，又主久利，何谓？

答曰：蛔厥，厥阴风木为病所化生之蛔虫也。厥冷之病，服此丸敛肝息风杀虫也。久利者，亦风木之气下泄太过，以酸收之，其利自止。

义 此言蛔厥之治法也。按乌梅丸之方，寒热并用，收散兼施用之，于厥阴病之升降出入、呕利热厥之症，正旗鼓相当也，此方之性格，即以此字包括，无遗漏矣。

血热成厥法第三百三十八

伤寒热少厥微，指头寒，默默不欲食，烦躁数日，小便利，色白者，此热除也，欲得食，其病为愈，若厥而呕，胸胁烦满者，其后必便血。

讲 问曰：伤寒热少厥微，指头寒，默默不欲食，烦躁数日，小便利，色白者，此热除也，欲得食，其病为愈，何谓？

答曰：热少厥微，指头寒，厥阴之邪已退也。默默不欲食，烦躁数日，邪由少阳外达也。小便利，色白，为里热已除也。欲食，半表里之邪亦罢也。

问曰：若厥而呕，胸胁烦满者，何以其后必便血？

答曰：厥，厥阴症也。呕，少阳症也。胸胁烦满，热在经络，其热随利而降，故便血。

义 此言血热成厥在上焦之法也。按厥虽属厥阴症，然厥阴为血室，病必厥，厥并有寒热之分也，血热而厥者，必凉其血，非连芩不可。血寒而厥者，必温其血，非姜桂无功也。

血寒成厥法第三百三十九

病者手足厥冷，言我不结胸，小腹满，按之痛者，此冷厥在膀胱、关元也。

讲 问曰：病者手足厥冷，言我不结胸，少腹满，按之痛者，何以冷厥在膀胱、关元？

答曰：手足厥冷，厥阴病也。言我不结胸，病人言其胸中不痛，病不在上焦也。小腹满，按之痛者，血在下焦也。

义 此言血寒成厥在下焦之症也。按上法邪从热化，阳热上升，故胸胁烦满，病在上焦，血热也。此法邪从寒化，阴寒下降，故小腹满痛，病在下焦，血寒也。又按关元为冲脉下行入胞宫之所，男子虽无胞宫，其血必注膀胱不出，故曰关元、膀胱也。

热胜厥痊法第三百四十

伤寒发热四日，厥反三日，复热四日，厥少热多，其病当愈，四日至七日热不除者，其后必便脓血。

讲　问曰：伤寒热四日，厥三日，热又四日，何以其病当愈？至七日热不除，何以便脓血？

答曰：热多厥少，阴从阳化，故愈也。然热太过又伤阴，故太过，必便脓血也。

义　此言热胜厥痊之法也。按阴病化阳，其病必愈。以上已一再言之，即少、太阴亦何莫不然，发热太过，不伤生命也。

寒胜厥剧法第三百四十一

伤寒厥四日，热反三日，复厥五日，其病为进，寒多热少，阳气退，故为进也。

讲　问曰：厥四日，热三日，厥复五日，何以其病为进？

答曰：寒多热少，邪从阴化也。

义　此言寒胜厥剧之法也。按先师以寒热之进退，定疾病之生死，三阴诊断之总纲也。二法合观，顽石当点头也，何今人畏热如虎，喜凉如饴，饮鸩疗渴，不亦危乎？

厥阴厥死法第三百四十二

伤寒六七日，脉微，手足厥冷，烦燥，灸厥阴，厥不还者，死。

讲 问曰：伤寒六七日，手足厥冷，烦躁，灸厥阴，何以厥不还者，死？

答曰：六七日，阴期转阳之候，当见热而反手足厥冷，阴寒太过，若灸之仍不从阳化，则必死也。

义 此言厥阴厥病死症之法也。按厥病逢阳则愈，上已详论之，不愈，即当以阳治之，治之仍不愈者，孤阴无阳，死症也。

少阴厥死法第三百四十三

伤寒发热下利，厥逆，躁不得卧者，死。

讲 问曰：伤寒发热下利，何以躁不得卧者，死？

答曰：发热下利，厥阴之邪盛也。躁不得卧，少阴之阳亦亡而阴格也。

义 此言少阴厥病死症之法也。按厥病，虽以厥阴为主，然亦有兼太、少阴者，此法躁不得卧，阳亡阴格，死症无疑。

太阴厥死法第三百四十四

伤寒，发热下利至甚，厥不止者，死。

讲 问曰：伤寒发热下利至甚，何以厥不止者，死？

答曰：发热下利至甚，脾阳大伤也。厥不止者，中土之阳已亡，不能运化，故死也。

义 此言太阴厥病死症之法也。按太阴为中土，能布化阴阳，脾阳不绝，病虽重而生机未绝，然下利太过，或日久不止，脾阳一失，但厥而无热，所以厥不止，必死也。

卫阳厥死法第三百四十五

伤寒六七日不利便，发热而利，其人汗出不止者，死，有阴无阳故也。

讲 问曰：六七日不利，便发热而利，汗出不止，何以为有阴无阳之死症？

答曰：六七日，阴转阳期之候也。一向不利，今忽反利，汗出者，卫阳将亡之汗也，故死。

义 此言卫阳亡，厥病死症之法也。按阴病逢阳，其病当轻，若逢阳而反增剧者，阳虚而至于亡，死症也。汗出不止，卫气外泄也，往往有阴症服阴药，犹可迁延时日，遽用阳药而反立死者，即此理也，呜乎！用经方危，莫甚于此也！此后吾人若逢是症，总以善言辞，却免至被人指谪，以保我长沙圣派之令，名戒之，戒之。

营阴厥死法第三百四十六

伤寒五六日，不结胸，腹濡，脉虚复厥者，不可下，此为亡血，下之，死。

讲 问曰：伤寒五六日，不结胸，腹濡，脉虚复厥者，何以不可下，此为亡血？

答曰：五六日，阴经主气之期也。表邪传里，应当结胸，腹满，脉实而下之。若不结胸，腹濡，脉虚而厥，为营血空虚不能成实症，故不可下也，为亡血也。

义 此言营阴厥症之死法也。按厥阴病，血实者多，血虚者少，血实有厥，血虚亦有厥也，厥，血之虚实，又当辨其腹之满，濡脉之虚实，以为断也。

热厥六经章第四十二

太阳成厥法第三百四十七

发热而厥，七日下利者，为难治。

讲 问曰：发热而厥，七日下利者，何以为难治？

答曰：七日，太阳主气之期也。厥病值太阳而下利，为逆症，故难治。

义 此言太阳成厥法也，按上法言阴病逢阳下利为逆，此法亦然。发热而厥，值七日太阳之厥症也，若不下利，其病必顺而易治；下利则逆而难治也。

少阳成厥法第三百四十八

伤寒脉促，手足厥逆者，可灸之。

讲 问曰：伤寒脉促，手足厥逆者，可灸之，何谓？

答曰：伤寒脉促，邪在半表里也。手足厥逆，少阳厥症也。阳病见阴症，故可灸之。

义 此言少阳成厥之治法也，按少阳经，皆言不可汗、吐、下、火，而此法独曰可灸之者，以少阳从阴化，有寒也。前论之不可汗、吐、下、火者，火邪属阳症也。

阳明成厥法第三百四十九

伤寒脉滑而厥者，里有热也，白虚汤主之。

讲 问曰：伤寒脉滑而厥，何以为里有热，用白虎汤？

答曰：此法热结于里，外反寒也，所谓寒在皮肤，热在骨髓之意，故用白虎泻热。

义 此言阳明成厥之法也。按此法与燥病例之白虎同一意义。上法热在表而曰里有寒，此法热在里而表上反寒也，即病人身大热，反欲得近衣；身大寒，反不欲近衣，一热在皮肤，寒在骨髓。一寒在皮肤，热在骨髓之义也。

厥阴成厥法第三百五十

手足厥寒，脉细欲绝者，当归四逆汤主之，若其人内有久寒者，宜当归四逆加吴茱萸生姜汤主之。

讲 问曰：手足厥寒，脉细欲绝，何以用当归四逆？久寒何以加吴、姜？

答曰：手足厥寒，阴盛于外也。脉细欲绝，阳伏于内也，故与当归四逆引阳外出，由表而解也。内有久寒，厥阴表里俱阴盛，恐阳内熄，故加吴、姜以温之。

义 此言厥阴成厥之治法也。按厥病之治，以升阳外达为主，当归四逆用桂甘以升阳，芍甘以降阴，用归以引药入经，用辛以发散血中之邪汗，用通以利导血中之邪水，使阳者升而阴者降，念[①]五枚枣和其中，百病悉愈矣。

太阴成厥法第三百五十一

大汗出，热不去，内拘急，四肢疼，又下利，厥逆而恶寒者，四逆汤主之。

讲 问曰：大汗出，热不去，内拘急，四肢疼，又下利，厥逆而恶寒者，何以用四逆汤？

答曰：大汗热不去，邪未罢也。内拘急，四肢疼，

① 念：廿。

又下利，邪传太阴也。厥病而恶寒，阴盛格阳也，故用四逆以温之。

义 此言太阴成厥之治法也。按六经厥病，治各不同，寒热温凉补攻有别，此法太阴亡阳之厥，非与四逆救阳，恐难获愈也。

少阴成厥法第三百五十二

大汗，若大下，利而厥冷者，四逆汤主之。

讲 问曰：大汗，大下，利厥冷，何以用四逆？

答曰：大汗，大下，利而厥冷，少阴之亡阳症也。

义 此言少阴成厥之治法也。按大汗，伤心阳。下利，伤肾阳也。心肾俱亡阳，手足厥逆，亦当与四逆汤回阳救逆也。

热厥三部邪水血章第四十三

邪厥病治法第三百五十三

病人手足厥冷，脉乍紧者，邪结在胸中，心下满而烦，饥不能食者，病在胸中，当须吐之，宜瓜蒂散。

讲 问曰：病人手足厥冷，脉乍紧，心下满烦，饥不能食，何以为病在胸中，当吐之？

答曰：病厥，脉乍紧，心下满烦，寒邪侵里。饥不能食，邪不在肝脾而在胃也，故宜吐之。

悬壶济世千秋业

义 此言邪厥侵胃之治法也。按此以下三法，皆言邪由肺侵于胃之治法。夫寒邪伤肺，肺气不宣而手足亦能厥冷，此厥症虽同，其治法却与厥阴有异也，因邪源不同故也，病源在膈下，故宜吐之。

水厥病治法第三百五十四

伤寒，厥而心下悸者，宜先治水，当服茯苓甘草汤，却治其厥，不尔，水渍入胃，必作利也。

讲 问曰：伤寒，厥而心下悸者，何以宜先治水，当服茯苓甘草汤，不尔，水渍入胃，必作利，何谓?

答曰：心悸，水停心下也，水停心下，心阳不达亦能作厥，治水则源竭，否则水流入胃而作利，故以茯苓甘草。

义 此言水厥侵胃之治法也。水停心下则心悸，因肺之宣发力弱，不能布化为尿，水来乘火，血因水阻，故心悸。茯苓甘草，药虽平淡，淡能养胃，能利小便也。

血厥病治法第三百五十五

伤寒六七日，大下后，寸脉沉而迟，手足厥逆，下部脉不至，咽喉不利，唾脓血，泄利不止者，为难治，麻黄升麻汤主之。

讲 问曰：伤寒六七日，大下后，寸脉沉而迟，手足厥逆，下部脉不至，咽喉不利，唾脓血，泄利不止，为难治，何以用麻黄升麻汤。

答曰：表病值阳期不发汗而下之，下之伤里，邪随下陷，故寸脉沉而迟，下部无脉，浮变为沉紧，变为迟，发热变为厥冷，营中之寒，随下入血室，郁久侵胃，上壅为咽痛，唾脓血；下泄为下利不止，此为木邪升降不明，上下并病，出入无度，内外皆伤，故也。麻黄升麻四面并治之方，故其药味错杂，令人难测其奥也。

义 此言血厥侵胃之治法也。按此法以伤寒起病，误治后而变生种种凶症。上唾血而下泄利，其治法亦奇妙莫测，已用麻复用归，已用知膏复用姜术，细察其方，是合桂枝、麻黄、理中、四逆、真武、白虎之意，然麻黄则去杏，桂枝则去枣，白虎则去米，真武、四逆则去附，理中则去参，再用升麻以透阳，复用天冬，玉竹以育阴，当归则为引药入经，又如司令，识生常假以治鼠疫、结核，曾用于潮州陈顺隆、行悟初先生之五弟，大如鹅蛋之核，半日即消，又假以治梅毒鱼口结核之初起，用于广州军中兵士，患此者三剂而消。按二症便是血中含毒之症，故能治之也。

厥病下利上呕例第二十一

厥病下利六经总论章第四十四

厥阴作利法第三百五十六

伤寒四五日，腹中痛，若转气下趋少腹者，此欲自利也。

讲 问曰：伤寒四五日，腹中痛，若转气下趋少腹，何以为欲自利？

答曰：四五日，太，少主气之期将至厥阴之六日也。腹中痛，转气下趋，邪已传厥阴，厥阴之气已降，故欲自利也。

义 此言厥阴作利之法也。按厥阴属风木，其性疏泄，喜畅达，郁则病作，而升降出入不常矣，其气上逆，则生呕逆，下降则作利，外出则热，内藏则厥。四五日忽而腹痛，转气下趋少腹，则肝气下降作利之兆已彰，此为下利根源之诊断也。

相火作利法第三百五十七

伤寒，本自寒下，医复吐下之寒格，更逆吐下，若食入口即吐，干姜黄连黄芩人参汤主之。

讲 问曰：伤寒，本自寒下，何谓医复吐下之寒格？更逆吐下，若食入口即吐，何以用干姜连芩人参汤？

答曰：伤寒本自寒下，言伤寒本来自已寒气下趋作利之症也，而医更吐下之，则其气逆而阴寒内格，吐下益甚。饮食入口即吐者，相火伤邪之吐利也。胃已下伤，故以干姜温胃去寒，再以黄连黄芩泻火，人参养液则病自愈也。

义 此言相火作利之治法也。按吐下之症，寒症固多，间亦有火炎作吐作利者，不可不知也，但寒症作吐利者，朝食暮吐，暮食朝吐。热火作吐利者，自利清水，色纯青也，极吐下也，食入口即吐，食已即吐也，故有用调胃者，有用大黄甘草汤者。此法干姜连芩人参亦此义也，因其大下之后，故加姜参以救其阴液、阳气。

燥金作利法第三百五十八

下利，有微热而渴，脉弱者，今自愈。

讲 问曰：下利，有微热而渴，脉弱者，何以今自愈？

答曰：下利有微热而渴，阴从阳明燥化也。脉弱，阳虽胜不亢也，故愈。

义 此言燥金作利之法也。按阴病下利逢阳化，病必自愈，此法厥热口渴，阳胜阴、土胜木、故其利自愈。

寒水作利法第三百五十九

下利，脉数有微热，汗出，今自愈。设复紧，为未解。

讲 问曰：下利，脉数有微热，汗出，今自愈。设复紧，为未解，何谓？

答曰：下利，脉数有微热，阴从阳转。汗出，邪从表化，故不下利也。若数而变紧，紧则为寒，寒气不解，仍为病未解，当复下利也。

义 此言寒水作利之法也。按下利之症，寒入三阴而然也。若阴病传表，水液不下降为利，而上升为汗，其利未有不愈者也。

君火作利法第三百六十

下利，手足厥冷，无脉者，灸之不温，若脉不还，反微喘者，死。少阴负趺阳者，为顺也。

讲 问曰：下利，手足厥冷，无脉者，灸之不温，若脉不还，何以反微喘者，死。少阴负趺阳者，又为顺？

答曰：下利，手足厥冷，无脉者，少阴君火将熄也。若脉不还而喘，真气将脱，故死。然少阴水负，而阳明土胜，胃阳未亡，病犹顺，而可治。

义 此言君火作利之法也。按大凡下利之症，总以阳盛阴衰，土强水弱为佳，反是则亡阳，诸症蜂起而少阴作利，更当以火土不负为顺也。

风木作利法第三百六十一

下利，寸脉反浮数，尺中自濇者，必清脓血。

讲 问曰：下利，寸脉浮数，尺中自濇，何以必清脓血？

答曰：寸脉浮数为阳胜，尺中自濇为阴衰，然阳气有余而阴血不足，则肝受伤而必下利，便脓血也。

义 此言风木作利之法也。按肝主血，血热必便脓血。先师说，便脓血者，皆血有热，病在肝经厥阴也。

湿土作利法第三百六十二

下利清谷，不可攻表，汗出，必胀满。

讲 问曰：下利清谷，何以不可攻表，汗出必胀满？

答曰：下利清谷，脾阳虚弱也。汗出则伤脾，脾伤则胀满。

义 此言湿土作利之法也。夫太阴湿土，足太阴脾也，脾利，当以温中，反汗之伤其脏，脾阳益虚，胀满作矣。太阳篇云，汗后腹胀满者，厚朴生姜半夏甘草人参汤主之，与此法吻合。

五脏利脉生死章第四十五

肝木作利法第三百六十三

下利，脉沉弦者，下重也；脉大者，为未止；脉微弱数者，为欲自止，虽发热不死。

讲 问曰：下利，脉沉弦者，下重，何以脉大者，为未止，脉微弱数者，为欲自止，虽发热不死？

答曰：下利，脉沉弦，肝脉动也。肝气下泄，利而后重。脉大者，邪盛正强，故病为未止也。脉微弱数，邪退阳胜，故虽发热不死。

义 此言肝木作利之法也。按肝主血，血降则便血。气降则后重。其气盛则脉大而利亦甚也，故脉微弱则气衰，其利亦轻也。此实症有实脉，应如是也。

肾水作利法第三百六十四

下利，脉沉而迟，其人面少赤，身有微热，下利清谷者，必郁冒，汗出而解，病人必微厥，所以然者，其面戴阳，下虚故也。

讲 问曰：下利，脉沉而迟，其人面少赤，身有微热，下利清谷者，必郁冒，汗出而解，病人必微厥，所以然者，其面戴阳，下虚故也，何谓？

答曰：下利，脉沉而迟，肾水为病也。其人面少赤，心火为病也。身有微热，阳在外也。下利清谷，阴在内也。郁冒，阴格也。微厥，阳亡也，其火在上而下必寒也。

义 此言肾水作利之法也。按少阴之肾水胜心火，则孤阳上浮，亡阳症也，然面虽有热，非真热也，假热也。一派阳虚脉症，非四逆无以救之也。

心火作利法第三百六十五

下利，脉数而渴者，今自愈，设不差，必清脓血，以有热故也。

讲 问曰：下利，脉数而渴者，何以今自愈？设不差，何以必清脓血？

答曰：利，脉数而渴，邪从心火化也，故自愈。设不差，必清脓血，心火协热作利也。

义 此言心火作利之法也。按下利，忽而口渴，下利，阴症也。渴，阳症也。阴能化阳，其利必止，不止，必便脓血也。

脾土作利法第三百六十六

下利后，脉绝，手足厥冷，晬时[①]脉还，手足温者，生；脉不还者，死。

---

① 晬时：一周时；一整天。《灵枢经·上膈》：“食晬时乃出”，北魏·贾思勰《齐民要术》：“经宿晬时，勿令绝火”。石声汉注：“周时曰晬”。

讲 问曰：下利后，脉绝，手足厥冷，晬时脉还，何以手足温者，生；脉不还者，死？

答曰：下利，脉绝，手足厥冷，脾阳亡而不运化也。若晬时脉还，手足温者，脾阳已回，故生也。脉不还者，脾阳已绝，故死也。

义 此言脾土作利之法也。按脾为中州，脉之行止，全仗脾阳之土气，若下利，脉绝，脾阳已陷，死症也，若以四逆救之而能阳回脉出者，可庆勿药也。

肺金作利法第三百六十七

伤寒，下利，日十余行，脉反实者，死。

讲 问曰：伤寒下利，日十余行，何以脉反实者，死？

答曰：伤寒，邪在皮肤也。皮肤伤邪，肺经受病。下利日十余行，脉当虚反实者，肺气暴出，故死也。

义 此言肺金作利之法也。按肺为五脏之华盖，其邪气当上升而不宜下降，降则为内脱，所以伤寒下利病症危险也，若因利而邪陷，变为死症也。

六气为利治法章第四十六

寒水作利治法第三百六十八

下利清谷，里寒外热，汗出而厥者，通脉四逆汤

主之。

讲 问曰：下利清谷，里寒外热，汗出而厥者，何以用通脉四逆？

答曰：下利清谷，里寒也。外热，邪在太阳也。汗出，表阳亡也。而厥里，阴格也，故用通脉以救表上之残阳。

义 此言寒水作利之治法也。按寒水作利，少阴三百十五法，亦用通脉，但上法之症甚多，此法不过汗厥，表里阴阳亡之症而已，同是下利清谷，同是里寒外热，同是阳亡阴格，故同用通脉四逆以治之也。

风木作利治法第三百六十九

热利下重者，白头翁汤主之。

讲 问曰：热利下重，何以用白头翁汤？

答曰：热利下重，风木之气下注也，故与白头翁汤。

义 此言风木作利之治法也。按风木属肝经。肝气下注则下重，协少阳之火下利，故云热利。此方木火并治，达木泻火也。

湿土作利治法第三百七十

下利，腹胀满，身体疼痛者，先温其里，乃攻其表，温里，宜四逆汤，攻表，宜桂枝汤。

讲 问曰：此法与太阳九十二法同一意义，何也？

答曰：九十二法言下利清谷，病在胃也。此法言下利，腹胀满，病在脾也。

义 此言湿土作利之治法也。按此法先师特假胃土作利之法，“清谷”而换“胀满”，即属他经之为病矣，可见伤寒之义，一字差则满盘错矣。

相火作利治法第三百七十一

下利，欲饮水者，以有热故也，白头翁汤主之。

讲 问曰：下利，欲饮水，何以用白头翁汤？

答曰：下利，欲饮水，相火有余也，故与白头翁汤。

义 此言相火作利之治法也。按此法先师特假风木下重之方，以治相火口渴之利也。上云热利下重，下趋之症也。此云口渴，上逆之症也。

燥金作利治法第三百七十二

下利，谵语者，有燥屎也，宜小承气汤。

讲 问曰：下利，谵语者，何以有燥屎，宜小承气汤？

答曰：下利谵语，燥金燥气下利也。屎中有燥，故发谵语，小承治之。

义 此言燥金作利之治法也。按此法与少阴三百十七法又大同小异，上法燥轻，但口渴燥烦，故猪苓之力所能及。此法已成谵语，则非小承无以攻其燥也。

君火作利治法第三百七十三

下利后，更烦，按之心下濡者，为虚烦也，宜栀子豉汤。

讲 问曰：下利后，更烦，按之心下濡者，何以为虚烦，用栀子豉汤？

答曰：下利后，更烦，水从火化也，少阴君火上炎也。心下濡者，阴虚而烦也，故用栀子豉。

义 此言君火作利之治法也。按此君火作利之法，因火下行而利也，君火为利，故曰，烦曰心下，然火亦有虚实，实者，大承之症，腹满硬痛也。虚者，栀子豉之症，心下濡而不痛也。

上逆呕哕章第四十七

厥阴作呕法第三百七十四

呕家，有痈脓者，不可治呕，脓尽自愈。

讲 问曰：呕家，有痈脓，何以不可治呕，脓尽自愈？

答曰：痈脓，厥阴肝血所化之物。营壅作呕，故不可治呕，破营消脓则自愈也。

此言厥阴作呕之法也。按此法之义与服桂枝汤吐者，其后必吐脓血同一理也，皆营壅而作脓血，故止呕之药无效，而当平肝为宜。

少阴作呕法第三百七十五

呕而脉弱，小便复利，身有微热见厥者，难治，四逆汤主之。

讲　问曰：呕而脉弱，小便复利，身有微热，何以见厥者难治，用四逆汤？

答曰：呕而脉弱，小便复利，身有微热，少阴亡阳之呕也，故见厥阴格，为难治，当与四逆回阳也。

义　此言少阴作呕之法也。按少阴病。本多阴盛格阳之症，其阳如将熄之灯，更加呕逆，是阴极格阳，故难治也。

阳明作呕法第三百七十六

干呕，吐涎沫，头痛者，吴茱萸汤主之。

讲　问曰：干呕，吐涎沫，头痛者，何以用吴茱萸汤？

答曰：干呕，吐涎沫，胃寒作呕也。头痛，阳不升也，故用吴茱萸以温胃。

义　此言阳明作呕之治法也。按阳明属胃，胃寒则不消化而精液化为涎沫，涎沫停积于胃，胃气上逆则作呕，吴茱萸降逆消涎之药也。

少阳作呕法第三百七十七

呕而发热者，小柴胡汤主之。

讲 问曰：呕而发热，何以用小柴胡？

答曰：呕而发热，半表里之邪作呕，故治以柴胡。

义 此言少阳作呕之治法也。按六经中，惟太阴、太阳无呕，然其所以不呕者，以太阳、太阴为开，开在表，其气外泄，故不能作呕，其余各经俱有呕症，皆为枢为阖气无所出，故呕也。

胃虚作哕法第三百七十八

伤寒大吐，大下之极虚，复极汗出者，以其人外气怫郁，复与之水，以发其汗，因得哕，所以然者，胃中寒冷故也。

讲 问曰：伤寒大吐，下后极虚，复极汗出，何谓？

答曰：表病大吐下后，胃阳已极虚，复有极大之汗则表阳亦虚也。

问曰：以其人外气怫郁，复与之水，以发其汗，因得哕，何谓？

答曰：吐下后，复汗，阳亡也，再以利水发汗之五苓等，其胃阳必立亡而作哕也。

义 此言胃虚寒作哕之法也。夫胃为后天。人之所以能不死者，全赖后天胃气强盛也，今表病吐、下、大汗亡其阳而致哕逆，则立死而不可救药也。

胃实作哕法第三百七十九

伤寒哕而腹满，视其前后，知何部不利，利之则愈。

讲 问曰：伤寒哕而腹满，何以当视其前后，知何部不利，利之则愈？

答曰：伤寒哕而腹满，邪传胃腑，胃腑实而腹满，当利其大小便则愈也。

义 此言胃实作哕之治法也。按胃实之作哕。因胃气有余上逆作哕，其气上逆，故利其便，便降下之则气得泄，哕从何来也？

伤寒论讲义厥阴篇终

辨霍乱病脉证篇第七

霍乱总论治法例第二十二

霍乱总论治法章第四十八

霍乱内症法第三百八十

问曰：病有霍乱者何？答曰：呕吐而利，名曰霍乱。

讲 问曰：何谓霍乱呕吐而利？何故？

答曰：霍者，挥霍也，疾也，猝也，遽也。乱者，紊也，事理不常也。此病猝然如疾风暴雨，上呕吐而下下利；后天胃经之官能紊乱，故名霍乱也。

义 此言霍乱内症之法也。按先师六经之后，再立二篇者，以邪之中人有三条来路也，六经之邪由皮肤而入，伤太阳经，太阳为寒水之经，故曰伤寒，霍乱之病，由口鼻而入，直中后天阳明胃经，故曰霍乱，阴阳易之症，由前阴而入，直中先天少阴肾经，故曰阴阳易。或曰目、耳、后阴，何以无中邪之道？曰此三窍平素有出无进，邪不能附物而伤人也。鼻、口、前阴所能引邪入内者，鼻吸空气，口进饮食，前阴有房事，若空气、饮食、阴阳精三者，含细菌毒物则人立病，故呕吐下利为邪由饮食而入，中胃府，故名霍乱也。

霍乱外症法第三百八十一

问曰：病发热，头痛身疼，吐利者，此属何病，答曰：此名霍乱，自吐下，又利止，复更发热也。

讲 问曰：发热，头痛身疼，何以亦为霍乱？

答曰：霍乱外症也，即太阳病也。

问曰：自吐下，又利止，复更发热，何谓？

答曰：自吐下，言其病本自吐下而起，若又利止，其邪无路可出，必由里传表而发热也。

义 此言霍乱外症之法也。夫太阳之邪，由头项而传至胸腹，是由上而下，此霍乱病之邪，亦能由腹胸而传至项头，是由下而上，故曰自吐下，又利止，复更发热也。

胃强易治法第三百八十二

伤寒，其脉微涩者，本是霍乱，今是伤寒，却四五日至阴经上，转入阴必利，本呕下利者，不可治也，欲似大便而反失气，仍不利者，属阳明也，便必硬，十三日愈，所以然者，经尽故也。

讲 问曰：伤寒，其脉微濇者，本是霍乱，今是伤寒，却四五日至阴经上，转入阴必利，何谓？

答曰：太阳之伤寒，其脉紧，今其脉微而濇，先本是霍乱病，今始变为伤寒症也，已变伤寒之后，至四五日又值阴经主气之期，必再复利也。

问曰：本呕下利，不可治也，欲似大便而反失气，仍不利者，属阳明也，便必硬，十三日愈，何谓？

答曰：今是伤寒之病复下利，本因呕利而转伤寒，复由伤寒再作下利，其胃阳必亡，故不可治也，若欲似大便而反失气，仍不利，其邪传表复传里，不从阴化而从阳化，为阳明病便硬之燥屎症，值十三日之阳期，必愈也，所以然者，阴经行尽故也。

义 此言胃强易治之法也。按霍乱病在胃土，其利害处，又在呕吐而利，呕利乃寒症故也。若寒症而能化热，变成阳明燥病，则便硬屎燥病，必自愈也。此法之传变，来而复去，去而再来，阴而化阳，阳复化阴，里病传表，表病复传里，变化虽多，总以里传表为顺，表传里为逆，阴化阳病愈，阳化阴病剧也。

胃弱难治法第三百八十三

下利后当便硬，硬则能食者，愈。今反不能食，到后经中，颇能食，复过一经，能食，过之一日，当愈，不愈者，不属阳明也。

讲 问曰：下利后当便硬，硬则能食者，愈。今反不能食为不愈，不属阳明。何谓？

答曰：下利后便硬，阴已化阳也，然虽便硬而当能食，方为胃气已强无病也。若不能食，便虽硬，正气未复也。复过一经，颇能食，过二经已能食，胃气渐强而病当愈。若不愈，仍是阴症非阳症也。

义 此言胃弱难治法也。按上法胃强病愈，此法言胃弱不愈。二法虽以阴阳强弱，互相辨论而断语在后，故不同也。又按霍乱，病源虽异而治法则同，六经之义，实包罗万象，古云统治百病，信也。

霍乱阳亡阴涸治法第三百八十四

恶寒，脉微而复利，利止，亡血也，四逆加人参汤主之。

讲 问曰：恶寒，脉微而复利，利止，亡血，何以用四逆加参？

答曰：恶寒，脉微，复利，亡阳症也。利止，亡阴也。血为阴之精，故以四逆回阳，人参救阴也。

义 此言霍乱阳亡阴涸之治法也。按吐利，有亡阳者，有亡阴者，有阴阳并亡者，不一而定，但须观其人之素体如何，素阳虚者，阳必亡，素阴虚者，阴必亡也。能辨阴阳则治霍乱之道毕矣。但后人治吐利，有偏于阳者，有偏于阴者，皆非正道也。

霍乱内症治法第三百八十五

霍乱，头痛发热，身疼痛，热多欲饮水者，五苓散主之，寒多不用水者，理中丸主之。

讲 问曰：霍乱，头痛发热，身疼痛，何以热多欲饮水用五苓，寒多不用水，用理中？

答曰：头痛发热，身疼痛，表症也。热多口渴，五苓，借水以清表热也。寒多不渴，理中，温胃以驱里寒也。

义 此言霍乱内症之治法也。按内症，有寒胜、热胜，故治法有五苓、理中，然五苓、理中寒热症之轻者也，若寒热症之重者，又非承气、四逆莫救也。

霍乱外症治法第三百八十六

吐利止，而身痛不休者，当消息①，和解其外，宜

① 消息：停止；平息；斟酌；乾六爻为息，坤六爻为消。此指斟酌。《后汉书·蔡邕传》：“又尚方工技之作，鸿都篇赋之文，可且消息，以示惟忧。”《三国志·魏志·胡昭传》“闾里敬而爱之”裴松之注引晋代皇甫谧《高士传》：“昭常逊辞以解之，是以寇难消息，众咸宗焉。”《晋书·慕容超载记》：“其令博士已上，参考旧事，依《吕刑》及汉、魏、晋律令，消息增损，议成燕律。”《易》乾卦主阳，坤卦主阴。阳升则万物滋长，故称息；阴降则万物灭，故称消。《史记·历书》：“盖黄帝考定星历，建立五行，起消息，正闰余，于是有天地神祇物类之官，是谓五官。”张守节正义引皇侃曰：“乾者阳，生为息；坤者阴，死为消也。”《后汉书·陈忠传》：“顷季夏大暑，而消息不协，寒气错时，水涌为变。”王先谦集解引惠栋曰：“卦气之说，乾坤各六，主十二月。乾六爻为息，坤六爻为消……消息不协者，谓风雨寒温不应卦也。”晋代袁宏《后汉纪·安帝纪》：“案《易》消息，四月乾卦用事。”

桂枝汤小和之。

讲 问曰：吐利止，而身痛不休，当消息和解，何谓？

答曰：吐利止，里已和也。身痛不休，表未和也。消息和解其外，斟酌用方之谓也。

义 此言霍乱外症之治法也。按吐利，虚寒症多，故虽有表邪，亦不可汗，况理中之后解表，应是桂枝为宜，太阳篇亦然。

太阴霍乱法第三百八十七

吐，利，汗出，发热恶寒，四肢拘急，手足厥冷者，四逆汤主之。

讲 问曰：吐，利，汗出，发热恶寒，四肢拘急，手足厥冷，何故？

答曰：吐，利，汗出，正虚也。发热恶寒，邪盛也。四肢拘急，手足厥冷，太阴阳亡也。

义 此言太阴霍乱之治法也。按太阴主四肢，阳亡则四肢拘急，所以先师用四逆以回阳，阳回吐利止，而诸病悉愈也。

少阴霍乱法第三百八十八

既吐且利，小便复利，而大汗出，下利清谷，内寒外热，脉微欲绝者，四逆汤主之。

讲 问曰：既吐且利，小便复利，又大汗出，清谷，脉微欲绝，何故？

答曰：吐，一逆也；下利，二逆也；小便利，三逆也；大汗出，四逆也。内寒外热而清谷，脉微细欲绝，少阴之阳将亡，故用四逆以治之。

义 此言少阴霍乱之治法也。按少阴为先天性命之根本，一逆已甚，况一而再，而三而四耶，有此四逆症，则四逆汤治四逆病宜矣。

厥阴霍乱治法第三百八十九

吐已下断，汗出而厥，四肢拘急不解，脉微欲绝者，通脉四逆加猪胆汁汤主之。

讲 问曰：吐已下断，汗出而厥，四肢拘急不解，脉微欲绝，何以用通脉四逆仍加猪胆？

答曰：吐利已止，汗出而厥，邪入厥阴，阴格阳亡之候也，故外则四肢拘急，内则脉微欲绝也。

义 此言厥阴霍乱之治法也。夫厥阴为绝阴之地，极深之位也。阴极必至于格，反吐已而下断，不下降而上升为汗出，厥逆也。然阴已格，虽用四逆不倍姜无以散其阴，不加胆无以入其经，即不入虎穴，焉得虎子之义，加胆所以引邪转少阳也。

乱后补胃法第三百九十

吐利，发汗，脉平，小烦者，以新虚不胜谷气故也。

讲 问曰：吐利，发汗，脉平，小烦，何以为新虚不胜谷气？

答曰：吐利，发汗后，病已除，故脉平也。小烦者，因胃土新虚，病初愈不能消化也。

义 此言霍乱病后当补胃之法也。按霍乱先师以邪中胃经，病起于胃，故必以胃为结也。然所以致此霍乱者，皆因胃弱，故病虽愈而仍须补胃，以善其后也。

伤寒论讲义霍乱篇终

辨阴阳易差后劳复脉证篇第八

阴阳易总论治法例第二十三

阴阳易章第四十九

阴阳易病治法第三百九十一

伤寒，阴阳易之为病，其人身体重，少气，少腹里急，或引阴中拘挛，热上冲胸，头重不欲举，眼中生花，膝胫拘急者，烧裈散主之。

讲　问曰：何为伤寒阴阳易之为病？

答曰：伤于寒而入房，或男传女，或女传男，或入房后复伤寒，皆此病也，今时称为色感夹阴伤寒者是也。

问曰：其人身体重，少气，少腹里急，或引阴中拘挛，热上冲胸，头重不欲举，眼中生花，膝胫拘急何故？何以用烧裈散？

答曰：身体重，少阴精神受病也。少气，丹田之真气不接于肺也。少腹里急，或引阴中拘挛，邪伤胞宫及外肾也。热上冲胸，邪由下而上逆也。头重不欲举，邪由骨髓上冲于脑也。眼中生花，童人[①]伤邪也。膝胫拘急，膝胫属肾，邪不窜也。烧裈散，邪从何处来，即由何处去之义也。

义 此言阴阳易为病之治法也。按六经之后加二篇，上篇已详其义，但上法邪伤后天胃府为霍乱。此篇邪伤先天肾脏为阴阳易也。上篇邪由口鼻而入，是由上及下。此篇邪由前阴而入，由下及上也。此二法又与太阳为反比例，太阳由皮肤而至骨髓、头、项而至胸腹。此二法由腹胸而至项头，由骨髓而至皮肤也。治以烧裈者，象形之意也，既知邪入少阴，即用少阴之方亦无不可，

差后劳复总论例第二十四

差后劳复章第五十

三阴三治法第三百九十二

大病差后，劳复者，枳实栀子豉汤主之，若有宿食者，加大黄，如博棋子大五六枚。

讲 问曰：大病差后，劳复，不问何症，何以遽用枳栀大黄。

① 童人：即瞳仁。

答曰：大病，即以上六经之大病也。差后劳复，用枳栀大黄者，枳实厥阴之药也，栀子少阴之药也，大黄太阴之药也，仍当求之于三阴之义也。

义　此言三阴三治法也。按先师之论。非临症纪录之著，乃立法之书也。六经已毕，复言劳复，劳复仍用原方以治之，即今人之治病愈而复发者，何常不复用原方也？此法即以三味代表三阴经，虚实诸方，当与下法合，看其理明矣。

三阳三治法第三百九十三

伤寒差已后，更发热者，小柴胡汤主之，脉浮者，以汗解之，脉沉实者，以下解之。

讲　问曰：伤寒差已后，更发热者，何以用小柴胡，脉浮者汗解，沉实者下解？

答曰：伤寒差已后，即大病差后同一意义也。发热，喻少阳。浮，喻太阳。沉实，喻阳明也。

义　此法言三阳三治之法也。按上法言三阴。此法言三阳，六经之劳复，治法皆全，且比上法更明白，明眼人自能窥破其奥，先师虽欲秘而不能，从此读伤寒者，必省却许多脑力也。

下焦水闭治法第三百九十四

大病差后，从腰以下有水气者，牡蛎泽泻散主之。

讲 问曰：大病差后，从腰以下有水气者，何以用牡蛎泽泻散。

答曰：腰以下，下焦所主也，水积下焦，故利水则愈。

义 此言下焦水闭治法也。按六经后，复论三焦、六经脏府分治也，三焦躯壳合治也，下焦为膀胱与肾水脏水府之界，故治以利水之药，实者，固如是，虚者，肾气丸何常不可用也？

中焦寒治法第三百九十五

大病差后，喜唾久不了了者，胃上有寒，当以圆药温之，宜理中丸。

讲 问曰：大病差后，喜唾久不了了，胃上有寒，何以用丸药温之？

答曰：喜唾，胃无阳也。故曰胃上有寒，久不了了，胃虚之故，温以圆药，使其入胃，缓缓消化，不伤胃气也。

义 此言中焦寒治法也。按胃为阳土，居于中焦，胃中有寒，当温之，然何以大病后胃中有寒？按久服药剂，其正必虚，后人大病后，必须调理者，即此义也。

上焦热治法第三百九十六

伤寒解后，虚羸少气，气逆欲吐者，竹叶石膏汤

主之。

讲　问曰：伤寒解后，虚羸少气，气逆欲吐者，何以用竹叶石膏？

答曰：虚羸之人，血肉减，阴液少，故常生火，壮火食气，故少气。气逆而欲吐，热在上焦也，故以竹叶石膏清上焦之热。

义　此言上焦热治法也。按古云：肥人多痰，瘦人多火，信也，今观此法，虚羸少气，益知瘦人确多火也，瘦人之所以身多火者，只存皮骨、津液、血脉少、故不能生肉也，是为阴虚而阳虚，则又否矣。

病后补胃法第三百九十七

病人脉已解，而日暮微烦，以病新差人强与谷，脾胃气尚弱，不能消谷，故令微烦，损谷则愈。

讲　问曰：病人脉已解，日暮微烦，何为损谷？

答曰：日暮，申、酉、戌，阳明主气之期，胃虚，故烦也。损谷，消食少食之谓也。

义　此言病后补胃之法也。夫人自离胞宫，先天之接济已断，全仗后天之饮食以培养之，大病后，之所以当补胃，为贵也，先师以补胃土结伤寒，即色脉不离胃土之气色是也，人有胃气，病亦何妨食不能进？无病亦恐不能生存矣。

伤寒论讲义全部终